나는 101세, 현역 의사입니다

101歳現役医師の死なない生活

101 SAI GENEKI ISHI NO SHINANAI SEIKATSU
© 2019 Yoshio Tanaka

Original Japanese edition published by Gentosha Inc.
Korean translation rights arranged with Gentosha Inc.
through The English Agency (Japan) Ltd. and Danny Hong Agency

나는 101세, 현역 의사입니다

은퇴를 모르는 장수 의사의 45가지 건강 습관

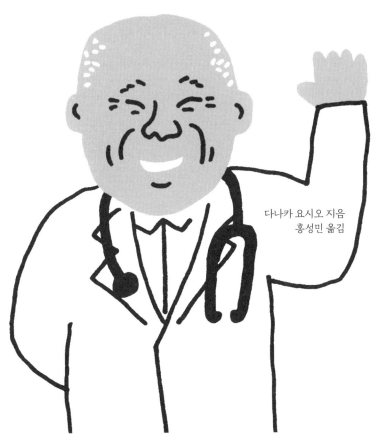

다나카 요시오 지음
홍성민 옮김

한국경제신문

제 나이는 101세입니다. 지금도 의사로 일하며, 병원을 찾는 환자들을 치료하고 있습니다.

이 나이까지 현역으로 일하는 의사는 드물 겁니다. 그래서 저를 처음 만나는 사람마다 "어떻게 그 연세에 건강하게 현역으로 일할 수 있어요?" 하고 묻습니다.

그 비법을 한마디로 말하기는 어렵지만, 분명 매일 실천하는 45가지 습관 덕분이 아닐까 생각합니다. 그 습관들은 하나같이 단순해서 하면 할수록 건강해질 뿐만 아니라 인생을 즐길 수 있는 여유도 따라옵니다. 그 이유는 이 책을 읽으면 알 수 있을 겁니다.

의사로 일한 지 올해로 76년째입니다. 지금까지 수십만 명의 환자를 치료했는데, 저는 그들이 저를 살게 했고 오늘까지 오게 했다고 느낍니다.

제가 의사가 된 계기는, 대만에서 의사로 일했던 아버지의 권유와 사람들에게 도움이 되고 싶다는 열망 때문이었습니다. 의대를 졸업하고 대만에서 의사로 생활하다가 57세 때 오키나와에 의사가 심각하게 부족하다는 것을 알고 오키나와로 거주를 옮겼습니다. 오키나와 병원에 부임했을 당시에는 오래 있게 될 거라고 생각하지 못했는데, 햇수로 42년을 현지 의료에 종사하게 됐습니다. 그리고 2년 전쯤, 대만으로 돌아와 병원에서 매일 환자를 진료하고 있습니다.

앞으로도 10년은 환자를 위해서 일하고 싶습니다. "무슨 꿈같은 이야기냐"라고 말하는 사람도 있을 텐데, 저는 진지하게 그렇게 생각합니다. '앞으로 10년은 버티자'는 생각을 오래전부터 매일 아침마다 새롭게 하고 있습니다. 이것도 제 습관 중 하나입니다.

이 책에서 소개하는 건강법은 전부 간단하고 돈이 들지 않는 것들입니다. 따라서 그대로 따라 하면 누구나 건강하게 장수할 수 있습니다. 다만 이를 잠깐 실천하느냐, 100일, 1,000일 지속하여 습관화하느냐에 차이가 있을 뿐입니다. 건강하게 오래 살기 위해서는 좋은 습관을 얼마나 오래 지속하느냐가 중요합니다.

누구나 120세까지 건강하게 살 수 있는 보편적인 생활 습관. 그 방법과 마음가짐에 대하여 제 경험을 함께 나누려고 합니다. 이 습관들을 각자 자신의 생활에 맞게 응용하면 지금보다 더 즐겁고 설레는 매일을 보낼 수 있게 될 것입니다.

다나카 요시오

차례

프롤로그   5

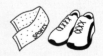

1부

저는 이렇게 움직입니다

-101세 현역 의사의 활동법

1 규칙적으로 삽니다   14

2 매일 15분 일광욕을 합니다   21

3 매일 30분 산책을 합니다   27

4 매일 낮잠을 잡니다   32

5 매일 아침, 하체 체조를 합니다   38

6 과한 운동은 하지 않습니다   43

7 매순간 내 등 모양을 체크합니다   47

8 작은 목표로 시작합니다   51

2부

저는 이렇게 먹습니다
-101세 현역 의사의 식사법 1

9 매일 15종류 이상의 채소를 먹습니다   60

10 채소를 통해 활성산소를 줄입니다   64

11 채소부터 먹기 시작합니다   68

12 매일 고기를 먹습니다   72

13 매일 발효식품을 먹습니다   78

14 매일 아침, 소량의 과일을 먹습니다   83

15 매일 칼슘 섭취량을 체크합니다   88

16 매일 아침, 올리브오일을 섭취합니다   94

17 일주일에 한 번, 약선 수프를 먹습니다   99

18 쉬는 시간마다 차를 마십니다   103

19 매일 물 2리터를 마십니다   106

3부

저는 이것만은 피합니다
-101세 현역 의사의 식사법 2

20 단것을 먹지 않습니다   114

21 당질 제한은 하지 않습니다   118

22 과다한 염분 섭취를 피합니다   124

23 트랜스지방산을 피합니다   128

24 가공식품을 먹지 않습니다   132

4부

저는 병을 통해 오히려 건강해졌습니다
－101세 현역 의사의 질병 대처법

25 저는 32세에 폐결핵으로 죽을 뻔했습니다   140

26 저는 89세에 간암으로 죽을 뻔했습니다   146

27 서양의학과 동양의학을 함께 사용합니다   153

28 자연 치유력을 활용합니다   158

29 꼭 필요한 약만 처방합니다   163

30 질병의 경미한 신호에 주의를 기울입니다   168

31 건강한 사람들의 3가지 공통점에 주목합니다   172

5부

저는 늘 이렇게 마음먹습니다
－101세 현역 의사의 마음 관리법

32 마음 건강이 곧 몸 건강임을 기억합니다   178

33 지나치게 몸을 아끼지 않습니다   182

34 여전히 젊다는 걸 잊지 않습니다   187

35 웃음을 선택합니다   192

36 스트레스가 살아 있음의 증거라고 생각합니다   197

37 무엇이든 적당히 합니다   202

38 젊은이들처럼 스마트폰 메신저를 즐깁니다   206

39 짜증 내면 손해라고 생각합니다   210

40 앞으로 10년 더 건강하게 살기를 목표로 합니다   214

41 계속 새로운 도전을 시도합니다   218

42 할 수 없는 것보다 할 수 있는 것에 주목합니다   222

43 다만 죽기 전까지 살 뿐이라고 생각합니다   226

44 맡은 일에 최선을 다합니다   230

45 최선을 다한 뒤 나머지는 하늘에 맡깁니다   235

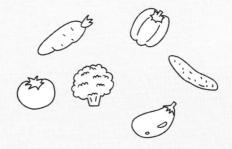

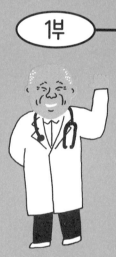

1부

저는 이렇게 움직입니다

101세 현역 의사의 활동법

1

규칙적으로
삽니다

오랜 옛날, 인류가 수렵생활을 할 때는 먹을 것을 구하지 못하면 굶어야 했습니다. 밤에는 짐승들의 습격에 대비해 짧게 자고 깨기를 반복했습니다. 즉, 규칙적인 생활을 하기는 어려웠습니다. 그런데도 그들은 건강했습니다. 아마 본능대로, 몸의 목소리를 따르며 살았기 때문일 겁니다.

반대로 현대인은 자연에서 멀어진 문명생활을 하기 때문에 본능의 욕구가 아닌, 지식과 논리를 앞세우는 '머리의 욕구'를 따릅니다. 머리만 커져서 몸이 내는 소리에 귀 기울일 수 없게 된 것입니다. 그리고 몸 본래의 생리적 리듬을 무시한, 상당히 불규칙적인 생활을 하게 되었습니다. 이래서는 건강이 좋을 리가 없습니다.

제 하루는 최근 몇 년간 거의 변하지 않았습니다. 아침

6시 반에 기상해 침대에서 10분간 체조를 합니다. 7시부터 아침식사를 하고 8시 조금 지나면 출근을 합니다. 9시부터 진료를 시작해 12시 반에 오전 진료를 마칩니다. 2년 전까지는 낮 2시에서 5시까지 오후 진료도 했는데, 지금은 오전 진료를 끝내면 집에 돌아가 점심을 먹고 2시부터 40분 정도 낮잠을 잡니다.

그 뒤에는 인터넷으로 일과 관련된 자료를 찾아보거나 라인(LINE, 모바일 메신저)으로 지인들과 대화를 나눕니다. 그리고 5시부터 30분 정도 산책을 하고, 7시부터 가족과 그날 있었던 일을 이야기하며 저녁식사를 합니다. 그 후 욕조에서 따뜻한 물로 피로를 풀고, 10시 반쯤 잠자리에 듭니다. 거의 매일 이런 생활을 반복하고 있습니다.

제가 이 나이까지 현역으로 일할 수 있는 것은 이처럼 규칙적인 생활을 하기 때문입니다. 규칙적인 생활이 건강에 좋다는 건 의학적으로도 근거가 있는 얘기입니다.

첫째, 낮에 활발해지는 교감신경과 수면 중에 활동하는 부교감신경의 전환이 원활하게 이루어집니다. 매일 정해진 시간에 잠자리에 들고 정해진 시간에 일어나면 교감신경과 부교감신경의 전환이 순조롭게 이루어집니다. 만일, 취침 시간과 기상 시간이 매일 다르면 교감신경과 부교감 신경이 원활히 전환되지 않아서 자율신경의 균형이 깨져 건강에 이상이 생길 수 있습니다. 이 상태가 지속되면 불면증에 걸리거나 다른 여러 질병을 유발할 수 있습니다.

둘째, 소화가 잘됩니다. 규칙적인 생활을 하면 식사 시간이 일정해지고, 식사 시간이 일정해지면 소화가 잘됩니다. 왜 그럴까요?

음식물을 소화하는 과정에는 많은 에너지가 사용돼 생각 이상으로 몸에 부담을 줍니다. 아무리 몸에 좋아도 음식은 우리 몸에는 모두 이물질이기 때문입니다.

소화란 몸 안에서 단백질과 탄수화물 등을 흡수 가능한 분자로 분해하는 과정을 가리키는데, 소화관 운동에 의한 물리적 소화와 소화효소나 위산 등에 의한 화학적 소화로 나뉩니다.

음식물이 몸 안에 들어와 이러한 소화과정을 거쳐 영양분이 되고 몸과 동화(同化, 외부로부터 섭취한 물질을 몸을 구성하는 성분과 같은 것으로 변화시키는 현상)하기 위해서는 많은 에너지가 필요합니다.

이때, 정해진 시간에 식사하는 습관이 있으면 그 부담을 줄일 수 있습니다. 몸이 그 리듬을 기억해 소화와 흡수를 준비하기 때문입니다. 정해진 시간이 되면 자동적으로 침 분비량이 늘어나 위가 활동을 시작하고 췌장에서 췌장액이 분비됩니다.

반대로, 불규칙한 식사는 갑자기 액셀러레이터를 세게 밟아 시동을 거는 것과 같은 부담을 몸에 주는 셈입니다. 가끔은 일이 바빠서 식사를 거르거나 엉뚱한 시간에 식사를 하는 경우도 있을 텐데, 불규칙한 식사를 지속하면 아무리 건강에 좋은 것을 먹어도 몸에 나쁜 영향을 줍니다.

먹고 싶을 때 먹고 싶은 만큼 먹고, 밤을 새거나 늦잠을 자는 생활을 반복하면 아무리 몸에 좋은 것을 먹어도 효과가 떨어집니다.

규칙적인 식사와 수면은 건강하게 오래 사는 데 필수적인 습관입니다. 건강을 진단하는 가장 기본적인 척도이기 때문입니다. 가령, 컨디션이 불안정한 사람일수록 허기와 졸음을 느끼는 시간이 매일 들쭉날쭉한 경향이 있습니다.

이 나이까지 현역으로 일할 수 있는 것은
규칙적인 생활을 하기 때문입니다.
규칙적인 생활로 몸에 좋은 리듬을 만들어야 합니다.

반대로, 컨디션이 안정된 사람일수록 허기와 졸음을 느끼는 시간도 일정합니다.

따라서 건강하게 오래 살기 위해서는 규칙적인 생활로 몸에 좋은 리듬을 만들어야 합니다.

2

매일 15분
일광욕을 합니다

오랜 옛날부터 인간은 해가 뜨면 일어나 활동하고 해가 지면 쉬는 생활을 해왔습니다. 그러나 지금은 전기와 전등의 발명으로 밤낮에 관계없이 생활하고 일할 수 있게 되었습니다. 이러한 환경 변화로 인해 현대인은 햇빛을 쐬는 시간이 매우 적어졌습니다. 게다가 최근에는 주름과 검버섯뿐 아니라 피부암의 원인이 되기도 하는 자외선 때문에 햇빛의 단점을 의식하는 사람이 늘었습니다.

그러나 저는 일광욕의 단점보다 이점이 훨씬 크다고 생각합니다. "보기 좋게 그을리셨네요." 만나는 사람마다 제게 자주 건네는 말입니다. 일반적으로 외출이 적은 고령자가 햇볕에 그을리는 경우가 거의 없어서 더 남다르게 보이는지도 모르겠습니다.

제 피부가 구릿빛인 것은 매일 산책할 때 나름대로 일광욕을 하기 때문입니다. 산책 이외에도 집 근처에 물건을 사러 가거나 사람을 만나는 등, 이런저런 볼일로 집밖에 나가 걷는 일이 많습니다. 가능한 한 밖에 나가서 걷는 이유는 하체가 약해지는 것을 막고 조금이라도 많이 햇빛을 쐬기 위해서입니다. 햇빛은 몸과 마음에 좋은 영향을 줍니다.

그렇다고 1시간, 2시간씩 오래 햇빛을 쐬지는 않습니다. 밖에는 건물과 나무 그늘이 있어서 산책할 때 직접 햇빛을 쐬는 것은 고작해야 20분 정도입니다.

일광욕의 효용으로는 다음의 5가지를 들 수 있습니다.

첫째, 생체시계를 바로 잡는 효과가 있습니다. 생체시계의 주기는 하루로, 낮에는 교감신경의 작용을 높여 몸의 활동에너지를 활발하게 하고, 밤에는 부교감신경의 활동을 높여 휴식 상태로 이끕니다. 이 생체시계가 바르게 작동하면 호르몬 분비, 체온 조절 같은 몸의 기본적인 작동도 안정됩니다.

생체시계가 바르게 작동하려면 햇빛이 반드시 필요합니다. 특히 아침에 햇빛을 쐬는 것이 중요합니다. 생체시계가 어긋났다고 느끼는 사람은 아침에 일찍 일어나서 5분이라도 햇빛을 쬐어보세요. 그렇게 하는 것만으로도 어긋났던 생체시계가 조정됩니다.

둘째, 일광욕에는 세로토닌의 기능을 활발하게 하고 분비량을 늘리는 효과가 있습니다. 세로토닌은 감정과 기분을 조절하는 등 정서 안정에 깊이 관여하는 물질입니다. 최근, 우울증과 불면증으로 힘들어하는 사람이 많은데, 그런 사람은 세로토닌 분비량이 평균보다 낮아져 있다는 연구 결과가 나왔습니다. 이를 개선하기 위해서는 일광욕으로 세로토닌의 분비를 늘리는 것이 중요합니다.

또, 세로토닌이 부족하면 기억과 학습 등의 인지기능이 저하될 수 있습니다. 이를 막기 위해서도 일광욕이 꼭 필요합니다. 햇빛을 쬐는 것으로 치매 증상이 개선되었다는 전문가의 보고도 있습니다.

셋째, 일광욕에는 비타민D를 합성하는 효과가 있습니다. 노화를 막는 비타민으로 알려진 비타민D는 뼈 형성에 사용되는 칼슘과 인의 흡수를 도와줍니다. 사람은 누구나 나이가 들면 골밀도가 낮아지는데, 골밀도가 높은 튼튼한 뼈를 유지하려면 일광욕이 반드시 필요합니다. 특히 여성은 호르몬의 영향으로 남성보다 골다공증에 걸리기 쉽습니다. 그런데 검버섯과 주름을 의식해 햇빛을 피하는 경향이 있어서 골다공증에 걸릴 확률이 더 높으므로 주의해야 합니다.

넷째, 일광욕은 대장암과 위암 등의 소화기계 암을 예방해줍니다. 햇빛을 쬐면 체온이 올라 혈액순환이 좋아지고 면역기능도 활발해지기 때문입니다. 암에 걸린 사람은 체온이 낮아 체내 순환이 나쁜 상태가 됩니다. 체온이 낮을수록 면역력이 떨어져서 39.3도 이상이면 사멸한다는 암세포의 활동이 활발해집니다. 실제로 일조량이 적은 지역에 사는 사람은 대장암과 위암 등의 소화기계 암에 걸리는 비율이 높다고 합니다.

이렇게 일광욕은 몸과 마음의 건강에 필수적입니다. 오랜 시간 햇빛을 쬐었을 때 생기는 문제점에도 주의해야 하지만, 긴 시간이 아니면 이점이 압도적으로 큽니다. 현대에 들어서는 햇빛을 쬐는 시간이 극단적으로 줄어 햇빛이 부족한 데서 오는 문제점을 더 크게 의식해야 합니다.

일광욕의 장단점을 생각하면 햇빛을 쬐는 시간은 하루 15분 정도가 좋습니다. 그 정도로도 충분한 효과를 볼 수 있습니다.

3

매일 30분
산책을 합니다

예전에는 80세만 넘어도 오래 살았다고 했는데, 지금은 90세 이상 장수하는 사람들이 많아졌습니다. 하지만 그 중에는 하체가 약해 걸을 수 없어서 휠체어를 사용하거나 누워 지내는 경우가 많습니다.

한편 고령에도 휠체어를 사용하지 않거나 누워 지내는 생활을 하지 않는 사람은 평소 생활 속에서 자주 걷습니다. 그래서 저는 자주 걷기가 건강한 생활의 기본이라고 생각합니다.

나이가 들면 쉽게 지치고 다치기 쉬워서 밖에 나가는 것을 겁내기 마련입니다. 그래서 집 안에만 있는 사람이 적지 않습니다. 그러나 집 안에만 있고 밖에 나가 걷지 않으면 필연적으로 하체가 약해집니다. 특히 고령자의 경우

약화 속도가 매우 빠르다는 게 문제입니다.

하체가 약해지면 얕은 턱에도 발이 걸려 넘어지기 쉽습니다. 그렇게 되면 그게 무서워 더욱 밖에 나가는 것을 피하는 악순환에 빠집니다.

고령자가 누워 지내게 되는 계기의 대부분은 낙상으로 인한 골절입니다. 골절로 오랜 기간 침대에서 안정을 취하다 보면 하체 근육이 순식간에 약해져 생각대로 걸을 수 없게 됩니다. 그렇게 되면 열심히 재활치료를 받는 수밖에 없습니다. 몸의 상태에 따라서는 재활치료만으로는 원래대로 돌아갈 수 없는 경우도 있습니다. 그만큼 고령자의 낙상 사고는 치명적입니다. 따라서 나이가 많을수록 하체가 약해지는 것을 막기 위해 딱히 볼일이 없어도 산책을 하는 등 적극적으로 집 밖으로 나가서 걸어야 합니다.

저는 매일 산책을 거르지 않습니다. 오키나와에 있을 때는 오후 5시 30분에 오후 진료를 끝내고 산책을 했습니다. 대만에 온 뒤로는 오전 진료를 마치고 집에 돌아가 점심 식사를 하고 초저녁에 산책을 하고 있습니다. 오키나와에서 살았던 곳도 그랬고, 지금 이곳도 집 근처 산책 코스 도

중에 비탈길이 있습니다. 경사가 급한 비탈길은 넘어질 위험이 있지만, 제가 다니는 코스는 경사가 완만해서 하체 근력을 단련하기에 안성맞춤입니다.

일을 마치고 난 뒤의 가벼운 산책은 일에서 쌓인 피로를 풀어주어 몸이 가벼워집니다. 또한 몸의 건강에만 효과적인 게 아닙니다. 주변 경치와 계절의 변화를 맛보고, 만나는 사람과 대화를 즐기다 보면 마음도 풍요로워집니다. 집 근처에 수령 200년이 넘는 나무들이 우거진 공원이 있어서 매일 왕복 30분 정도 산책을 하고 있습니다. 목적지를 정해 무리하지 않고, 도중에 휴식도 취하며 천천히 걷습니다. 마음을 윤택하게 하는 기쁨과 즐거움이 따르기에 산책이 마음의 건강에도 도움이 되는 것입니다. '하체를 단련하기 위해서 노력하자'고 의무처럼 생각하고 걸으면 산책이 재미없어집니다. 애써 시간을 내서 걷는 만큼 오감을 동원해 산책을 즐겨보길 바랍니다.

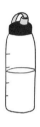

목적지를 정해 무리하지 않고,
도중에 휴식을 취하며 천천히 걷습니다.
마음을 윤택하게 하는
기쁨과 즐거움이 따를 것입니다.

4

매일
낮잠을 잡니다

'수면 부채'(負債)라는 말이 있습니다. 수면 부채란 매일의 수면 부족이 빚처럼 쌓여 몸과 마음에 악영향을 미치는 것을 말합니다. 수면 부채가 늘면 생활과 일의 질이 떨어지고, 암, 당뇨병, 고혈압, 우울증, 치매 등의 병으로 이어질 위험이 있습니다.

수면에 대해서는 아직 밝혀지지 않은 부분이 많아서 어느 정도의 수면이 건강에 좋은지 정확히 알 수 없습니다. 통계적으로는 성인의 경우 7시간 정도의 수면을 취하는 사람이 성인병에 걸릴 확률이 훨씬 낮다고 합니다. 그러나 적당한 수면 시간은 체질이나 나이에 따라서도 달라서 8시간은 수면을 취해야 하는 사람도 있고, 6시간으로도 졸리지 않고 딱 좋다는 사람도 있습니다. 숙면을 취했고 전날의 피로가 풀렸다면, 그것이 그 사람에게 적당한 수면 시간이라고 할 수 있습니다. 나이가 들면 수면 시간이 감소하는 경향이 있는데, 저는 매일 약 8시간 숙면을 취하고 있습니다.

수면에서는 낮잠도 중요합니다. 낮잠은 짧은 시간이지만 몸에 휴식을 주고 기분을 전환해준다는 측면에서 야간 수면의 3배 정도 효과가 있습니다.

저는 젊을 때부터 낮잠을 잤습니다. 지금은 12시 반에 오전 진료를 마치고 점심식사를 한 뒤 2시부터 40분 정도 낮잠을 잡니다.

수면 시간이 부족해서 낮잠을 자는 것은 아닙니다. 낮잠을 자면 뇌가 휴식을 취해 오전 중 발생한 일의 피로를 풀 수 있습니다. 실제로 낮잠을 자고 나면 머리가 맑아지고 온몸의 세포가 싱싱하게 되살아난 것처럼 개운한 기분이 듭니다. 짧은 시간이지만 소비한 에너지를 회복하는 데 매우 효과적입니다.

저는 40년 가까이 낮잠을 습관처럼 매일 거르지 않았는데, 일반적으로 낮잠 시간은 30분 정도가 좋다고 합니다.

30분을 넘겨 1시간 가까이 자면 논렘 수면(NREM-sleep, 깊은 잠)에 들어가기 때문에 오히려 생체리듬이 무너져 건강에 좋지 않습니다. 따라서 낮잠을 습관화하려는 사람은 15~30분을 기준으로 하는 것이 좋습니다.

구글, 애플, 마이크로소프트 같은 세계적 기업에서는 직장 내에 낮잠을 자는 공간과 쾌면을 위한 용품이 준비되어 있다고 합니다. 일의 효율을 높이는 데 낮잠 등의 휴식이 중요하다는 인식을 경영자가 갖고 있기 때문입니다.

오전 내내 일하면 피로가 발생해 집중력과 기억력이 떨어집니다. 머리가 맑지 않으면 실수하기 쉬워집니다. 그런데 짧은 시간 낮잠을 자면 그 시간 동안 뇌가 휴식을 취하면서 개운해집니다. 미 항공우주국(NASA)에서 우주비행사에게 26분 동안 눈을 붙이게 했더니 인지능력이 34퍼센트, 주의력은 54퍼센트나 높아졌다고 합니다.

낮잠은, 24시간 주기로 변동하는 서커디안 리듬(circadian rhythm, 하루 주기 리듬)이라는 생리현상 측면에서도 이치에 맞는 수면법입니다. 서커디안 리듬이란 한마디로 생체 시계입니다.

서커디안 리듬에 따르면, 일반적으로 생리 활동은 오전

중에 상승해 정오에 절정에 달한 다음 이후 떨어지기 시작합니다. 그리고 초저녁 전부터 다시 상승해 수 시간 활성화한 다음 취침 시간이 다가올수록 다시 떨어져 새벽 2~3시경 가장 낮아집니다. 생리 활동이 낮아지는 오후의 몇 시간은 집중력과 주의력이 떨어져서 일에서도 실수가 많아지고 교통사고 발생 빈도가 높아진다는 통계도 있습니다.

낮잠은 이렇게 생리 활동의 활성이 낮아지는 것을 최소한으로 막아줍니다. 지중해 연안의 스페인, 이탈리아, 그리스에는 오후 몇 시간은 일을 멈추고 낮잠을 자는 관습인 시에스타(siesta)가 있습니다. 우리 기업 문화에서는 낮잠을 자는 것이 어려우니, 피곤할 때 잠깐이라도 눈을 감는 방법을 권합니다. 눈으로 들어오는 자극과 정보를 차단하는 것만으로도 뇌가 휴식을 취할 수 있습니다.

저도 환자가 띄엄띄엄 있을 때는 진찰실 의자에 앉아 팔짱을 끼고 잠시 눈을 붙입니다. 피곤할 때는 1~2분이라도 눈을 붙이면 기분이 달라집니다. 짧은 시간이지만 피곤했던 머리가 개운해집니다.

낮잠은 피로를 푸는 것 외에 혈압을 떨어뜨리는 효과도

있어서 고혈압 예방에 도움이 됩니다. 혈압이 안정되면 심장병, 뇌경색, 당뇨병을 예방할 수 있습니다.

이렇듯 짧은 시간이라도 낮잠을 자면 놀라운 효과를 경험할 수 있습니다. 효과적인 낮잠으로 더욱 충실한 하루를 보내봅시다.

5

매일 아침,
하체 체조를 합니다

몸을 움직이는 것은 건강에 매우 중요합니다. 고령의 나이에도 건강을 유지하는 사람은 자기 나름의 체조를 하거나 습관처럼 걷기를 하는 경우가 많습니다.

저는 직접 고안한 체조를 매일 아침, 식전에 5분 정도 하고 있습니다. 불과 5분이라서 부담 없이 할 수 있습니다. 습관을 오래 지속하려면 간단해야 합니다.

제가 하는 체조는 침대 위에서 하체를 중심으로 움직이는 동작입니다. 수면 중에는 오랜 시간 같은 자세를 취하기 때문에 아침에 일어나면 몸이 뻣뻣하게 굳어 있습니다. 따라서 하체를 천천히 움직여 굳은 몸을 풀며 하루를 시작할 준비를 해야 합니다.

인간의 몸은 오랫동안 움직이지 못하는 상태로 있으면

필연적으로 뻣뻣하게 굳어집니다. 나이가 들면 활동 에너지가 감소해 몸을 움직일 기회도 줄어듭니다. 따라서 나이 들수록 되도록 매일 몸을 움직이도록 의식해야 합니다.

사람은 각자 자신만의 생활방식을 갖고 있어서 대개 생활 패턴이 정해져 있습니다. 그렇다 보니 그 패턴에 맞게 몸을 움직이는 방식도 정해져 있지요. 즉, 자주 움직이는 부위와 거의 쓰지 않는 부위가 생깁니다. 저를 포함한 많은 사람이 몸의 어떤 부위는 많이 쓰지만, 그 외는 거의 쓰지 않는 생활을 할 것입니다. 체조는 평소 사용하지 않는 근육과 신경을 움직이게 합니다. 평소 쓰지 않는 몸의 부위를 의식하면서 체조를 하면 더욱 효과가 있습니다.

인간의 몸은 태어났을 때 최고로 유연하고, 나이가 들면서 차츰 굳어집니다. 따라서 유연함을 유지하는 것은 노화를 막는 지름길입니다. 특히 체조로 하체를 유연하게 하고 단련하는 것은 고령자에게 치명적일 수 있는 낙상을 방지하는 데 도움이 됩니다. 저는 집 밖을 자주 걷는데, 중심을 잃어 비틀거린 적이 거의 없습니다. 그것도 다 체조 덕분이라고 생각하고 있습니다.

① 양팔로 두 다리를 감싸 안아 10초 정도 허리를 스트레칭한다.
3회 반복한다.

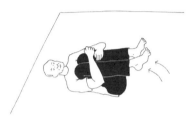

② 두 다리를 90도로 구부려 들어 올려서 좌우 번갈아 바닥으로
기울인다. 상체가 돌아가지 않도록 양손으로 바닥을 짚는다.

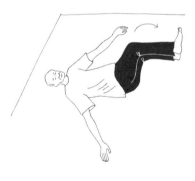

③ 두 다리를 90도로 구부려 들어 올려서 자전거 페달을 밟듯이 좌우 다리를 공중에서 회전한다. 좌우 각각 10회를 1세트로, 이를 3세트 반복한다.

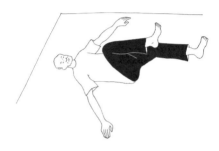

④ 두 다리를 수직으로 들어 올려서 벌렸다 오므리기를 5회 실시한다. 이를 3세트 반복한다.

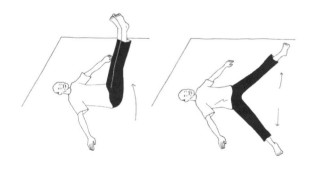

6

과한 운동은
하지 않습니다

건강하다는 것은 혈액, 림프액, 호르몬 등이 몸의 각 기관과 장기에 정상적으로 순환하고, 균형적으로 활동하는 상태입니다. 균형은 생활방식과 일을 비롯해 모든 것에서 중요한데, 건강을 지키는 데에도 예외는 아닙니다.

'적당하다'는 말은 '저 사람은 매사 적당히 한다'처럼 부정적인 의미로 쓰이기도 하는데, 본래는 '적당하다=딱 알맞다'는 의미입니다. 건강하려면 '적당한' 균형이 중요합니다. '과유불급'이란 말처럼 몸에 좋은 음식도 지나치게 섭취하면, 또 몸에 좋은 운동도 필요 이상으로 하면 오히려 건강에 좋지 않습니다.

건강을 위해서는 운동도 '적당히' 하는 것이 좋습니다. 적당히 몸을 움직이면 고혈압, 비만, 심장병, 당뇨병을 예방하고 개선하는 데 도움이 됩니다.

한편 운동이 몸에 좋다고 해서 무리하면 다칠 수 있고, 피로가 쌓여 다른 병의 원인이 될 수 있습니다. 운동선수는 늘 몸을 단련하니까 건강할 거라고 생각하는데, 의외로 일반인에 비해 수명이 짧습니다. 지나치게 운동을 많이 하기 때문입니다.

오랜 시간 과격한 운동을 하면 체내 산소량이 증가하고 그로 인해 활성산소의 비율이 높아집니다. 체내에 침입하는 바이러스와 세균을 공격하는 것이 활성산소의 본래 역할인데, 활성산소가 필요 이상 증가하면 세포를 산화시킵니다. 즉, 운동을 지나치게 하면 체내에 활성산소가 많아져 세포와 조직이 손상됩니다. 또 몸을 과격하게 움직이면 심박수가 극단적으로 증가해 심장과 혈관에 주는 부담도 커집니다. 그때 입은 손상이 뒤에 심장과 혈관계 질환을 일으키는 원인이 되기도 합니다.

이전에 한 유명 프로야구 선수가 텔레비전에 나와서 "시즌 오프 때 감기에 걸렸는데 한 달이 지나도 낫질 않는다"라고 말한 적이 있습니다. 격한 연습을 반복해야 하기에 쉴 여유도 없고, 그 결과 피로가 쌓여 면역력이 떨어졌기 때문입니다.

최근에는 건강에 관한 관심이 높아서 매일 조깅을 하고 헬스장을 찾는 사람이 많아졌습니다. 적당히 몸을 움직이는 것은 몸에 좋지만, 운동에 집착하면 앞서 말한 대로 오히려 몸에 좋지 않은 영향을 끼칩니다. 그러니 운동을 하면 쉬어야 합니다. 따뜻한 물로 몸을 씻고 충분한 수면을 취하고 영양가 있는 음식을 섭취하며 몸을 기분 좋게 쉬게 해주어야 합니다. 잘 쉬는 것이야말로 오래 사는 비결입니다.

7

매순간 내 등 모양을
체크합니다

자세는 그 사람이 평소 어떤 생활을 하고, 어떤 의식을 갖고 몸을 움직이느냐에 따라서 크게 바뀝니다. 가령, 최근에는 본래 C자 커브 형태여야 할 목뼈가 일자가 되는 '일자목'이나 상체가 앞쪽으로 굽은 '새우등'이 된 사람이 많아졌는데, 이게 다 스마트폰과 컴퓨터 모니터를 들여다보는 시간이 늘어났기 때문입니다. 젊으면 일자목이나 구부정한 자세를 교정하는 것이 어렵지 않지만, 나이가 들면 뼈가 굳어 쉽게 원래 상태로 돌아갈 수 없게 됩니다.

저를 인터뷰하러 온 남성의 아버지는 고령의 나이에도 불구하고 한때 붓글씨에 빠져서 하루 5~6시간씩 2~3년간 붓글씨를 썼다고 합니다. 노력한 보람이 있어 실력은 눈에 띄게 향상되었는데, 붓글씨를 시작하기 전에 비해 등이 굽었다고 합니다. 서예는 등을 펴고 붓을 잡는 것이 바른 자세인데, 붓글씨를 시작할 때 이미 등이 꽤 굽어 있었고 그 상태로 매일 오랜 시간 붓글씨를 쓰다 보니 더욱 굽은 것이었습니다. 습관이란 것이 이렇게 무섭습니다. 그가 구부정한 등을 의식해 바른 자세를 취하려고 노력했으면 그렇게 심한 상태까지는 안 갔을지 모릅니다.

고령자의 등이 구부정해지는 원인으로는 우선 척추를 받치는 배 근육과 등 근육을 중심으로 온몸의 근육이 약해지는 현상을 들 수 있습니다. 그 외에는 추간판이 얇아지거나 골다공증으로 뼈가 약해지는 등의 요인을 생각할 수 있습니다.

이는 노화에 따른 자연스러운 현상입니다. 나이 들수록 등이 구부정해지는 것은 어쩔 수 없습니다. 다만 앞서 소개한 사람처럼 평소에 어떤 자세로 생활하느냐에 따라 등이 굽은 정도가 달라지는 것입니다. 굽은 등을 원래 상태로 돌리기는 매우 어려우니 등이 굽지 않도록 평소에 주의해야 합니다.

저는 의자에 앉을 때나 서 있을 때 항상 바른 자세를 취하고 얼굴도 정면을 향합니다. 그러다 보니 습관이 되어,

의식하지 않아도 저절로 바른 자세를 취하게 됩니다.

등이 굽지 않으려면 낮에 활동할 때는 물론이고 잠을 잘 때의 자세에도 주의해야 합니다. 수면 시 자세는 베개와 요, 매트로 정해집니다. 요와 매트는 몸이 꺼지지 않게 약간 딱딱한 것이 좋은데 베개는 사용하지 않는 것을 권합니다.

저는 높은 베개를 베는 것에 익숙하지 않아서 젊을 때부터 베개를 사용하지 않았습니다. 다만 옆으로 잘 때는 베개를 베는 것이 편해서 그렇게 하고 있습니다. 등이 구부정해질까 봐 베개를 베지 않은 것은 아닌데, 이것의 효과를 깨닫고는 병원에서 환자들에게도 권하고 있습니다. 베개 없이 천장을 보고 반듯한 자세로 자면 등이 뒤로 젖혀진 상태가 되어 새우등 예방에 도움이 됩니다. 새우등을 예방하기 위해서는 평소에 반듯한 자세를 의식하고 틈틈이 스트레칭을 해야 하는데, 베개를 베지 않고 자면 특별한 노력 없이도 자세를 교정할 수 있습니다. 평소 새우등 체형이 신경 쓰이는 사람이라면, 오늘부터 당장 시도해보길 권합니다.

8

작은 목표로
시작합니다

건강하게 오래 살기 위해서는 매일의 생활방식과 습관이 중요하다고 말씀드렸습니다. 하루 10분이라도 몸을 유연하게 하는 체조를 하는 사람과 하지 않는 사람을 비교하면 5년, 10년 뒤 몸의 유연성에 큰 차이가 날 것입니다. 10종류 이상의 채소를 매일 섭취하는 사람과 그것의 절반 이하밖에 섭취하지 않는 사람을 비교하면 고혈압, 뇌졸중, 당뇨병, 암 같은 성인병의 발생 위험률에서 큰 차이가 있겠지요.

하루 10분간 체조를 하느냐 하지 않느냐의 차이, 하루에 채소 100그램을 먹느냐 먹지 않느냐의 차이는 하루라는 단위로 보면 크지 않습니다. 그러나 하루 10분씩 10년간 지속하면 3만 6,500분(608시간)이나 체조를 한 셈이 됩니다. '티끌 모아 태산'이라는 말처럼 오랜 시간이 지나면 그 차이는 엄청나게 벌어집니다.

그렇게 생각하면, 건강을 위해서는 몸에 좋은 작은 습관을 가능한 한 많이 만드는 것이 중요합니다. 일단 습관으로 정착하면 의식하지 않아도 행동할 수 있습니다. 반대로, 몸에 나쁜 습관이 있으면 부정적인 면을 정확히 인식해서 버리거나 개선해야 합니다. 불규칙적인 생활, 영양적으로 불균형한 식사, 흡연, 음주, 운동 부족, 수면 부족, 과도한 스트레스, 부정적인 사고 등은 전부 나쁜 습관입니다. 나쁜 습관에 길들여지면 그것을 바꾸기 위해서는 상당한 노력이 필요합니다.

몸에 나쁘다는 것을 알면서도 멈추지 못하는 것은 몸에 좋지 않다는 것을 실감하지 못해서입니다. "아는데 끊을 수 없다"고 말하는 사람은 사실은 제대로 아는 것이 아닙니다. "뇌경색 발병을 계기로 담배를 끊었다"는 사람이 가끔 있는데, 목숨이 위험한 경험을 했기 때문에 겨우 그 위험을 이해한 것입니다.

그럼 몸에 나쁜 습관을 좋은 습관으로 바꾸려면 어떻게 해야 할까요? 그 열쇠는 바로 목표 세우기입니다. 먼저, 목표를 높게 잡지 않는 것이 중요합니다. 예를 들어 오랫동안 허리 통증으로 고생하는 사람이 마사지 전문가에게 허리 통증에 효과적인 체조를 배운다고 해봅시다. 처음에는 그 방법으로 효과를 볼 수도 있지만 매일 20분씩 1~2주일을 계속해도 호전될 기미가 보이지 않으면 점점 기분이 내키지 않아서 하지 않는 날이 생깁니다. 그렇게 한 달쯤 지났을 무렵에는 하지 않아도 똑같다는 결론을 스스로 내리고 체조를 그만두게 됩니다. 만일 좀 더 노력하면 허리 통증이 경감될 수도 있었을 텐데 말입니다.

이런 경우, 체조를 지속하자고 생각했으면 처음 목표 설정을 낮게 잡아야 합니다. '매일 꼭 하자'고 지나치게 의식하기보다 '바쁘면 시간을 줄이거나 경우에 따라서는 하지 않아도 된다', '일단 두 달은 해보자' 하고 가볍게 시작하는 것이 좋습니다. 즉, 100점이 목표가 아니라 '70점 정도면 된다'는 기분으로 말입니다.

목표를 세울 때 또 하나 중요한 것은 새로 시작한 행동으로 기쁨, 충실감, 심리적 안정을 느낄 수 있도록 하는 것입니다. 예를 들어, 주치의의 권유로 매일 30분 이상 걷기로 했다고 해봅시다. 단순히 건강을 의식해서 하는 것만으로 지속할 수 있을지 불안합니다. '조금이라도 즐겁게 할 수 없을까?' 생각하다가 집 근처 공원을 도는 산책길에 찻집이 있는 것을 떠올립니다.

"그래, 한 바퀴 걷고 나서 그곳에서 커피를 마시며 쉬자."

그렇게 생각하고 걷기 운동을 시작하면 그 찻집에 들러 느긋하게 커피를 마시는 것이 작은 즐거움이 됩니다. 걷기로 몸을 움직였다는 뿌듯함을 느끼며 마시는 커피는 몸에 스며들 듯이 맛있지요. 커피 한잔을 마시는 즐거움이 걷기를 습관화하는 계기가 되는 것입니다.

또 다른 예로, 늘 밤늦게까지 잠을 안 자고 불규칙적인 생활을 하는 사람이 아침 일찍 일어나는 규칙적인 생활로 바꾸려 한다고 해봅시다. 이때도 그것으로 얻을 수 있는 이점을 생각해보면 좋습니다. 이른 아침 햇빛을 쬐며 산책을 하면 몸이 가벼워져서 오늘 하루도 최선을 다하자는 생각이 절로 들 수 있습니다. 그리고 아침 일찍 일어나는 것으로 상쾌함을 느낄 수 있으면 그러한 생활을 쉽게 지속할 수 있습니다.

저 역시 식사법, 산책, 체조 등의 여러 습관을 지속하는 것은 몸과 마음으로 긍정적인 상태를 매일 실감하기 때문입니다. 최초의 목표를 낮게 설정해보세요. 목표를 달성하기 위한 행동에 재미와 유쾌함을 더해보세요. 그런 점을 의식하고 궁리하면서 좋은 습관을 늘리면 몸과 마음이 변화하는 것을 실감할 수 있습니다. 좋은 습관을 뿌리내리려면 그런 선순환을 만드는 것이 중요합니다.

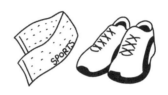

지금 한 번 더 걸으면
백 살 넘어서도 걸을 수 있습니다.

2부

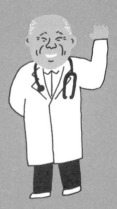

저는 이렇게 먹습니다

101세 현역 의사의 식사법 1

9

매일 15종류 이상의
채소를 먹습니다

건강한 식생활을 생각할 때 가장 중요한 것이 채소입니다. 채소에는 암, 고혈압, 뇌졸중, 심근경색 등의 성인병을 예방하는 데 효과적인 영양소(비타민, 미네랄, 식이섬유, 폴리페놀과 카로티노이드 같은 피토케미컬)가 풍부하게 들어 있습니다.

저는 매일 채소를 의식한 식단으로 식사를 합니다. 식사로 섭취하는 채소는 신선초, 쑥, 고구마 잎, 푸른 파파야를 비롯해 당근, 파프리카, 양배추, 가지, 배추, 소송채, 시금치, 청경채, 오크라, 무, 적양파, 샐러리, 브로콜리, 부추, 껍질콩, 토마토, 여주 열매, 자색 고구마, 호박, 수세미외, 차조기, 콩나물, 파, 공심채, 고수 등 상당히 많은 편입니다. 생채소를 그대로 많이 섭취하면 소화에 좋지 않아서 기본적으로는 익혀서 스무디로 만들어 먹거나, 데치거나 볶아서 먹습니다.

　아침식사 때는 제철 채소를 중심으로 7~8종류의 익힌 채소를 소량의 물과 함께 믹서에 갈아 걸쭉한 스무디로 만들어 먹습니다. 채소를 익혀 먹기 위해 나름대로 아이디어를 냈습니다. 전날 밤 전기밥솥에 가다랑어포, 다시마, 적당량의 물, 채소(뿌리채소는 얇게 잘라서)를 넣고 백미 취사로 설정해 예약해둡니다. 그럼 다음 날 아침에 먹기 좋게 익은 채소가 완성되어 있습니다.

　또 다음과 같은 방법으로 아침 주스도 만들어 마십니다. 먼저 적당한 크기로 썬 당근과 시콰사(오키나와에서 자생하는 감귤류)즙 또는 레몬즙을 믹서에 넣고 갑니다. 거기에 사과를 넣고 다시 한번 갈아서 매일 아침 마시고 있습니다. 저는 출근 전에 바빠서 시간이 오래 걸리지 않고 소화도 잘되며 영양가 높은 채소를 섭취하기 위해 이렇게 먹고 있지만, 여유가 있는 사람은 다른 방법으로 먹어도 좋습니다.

　저녁에도 채소를 충분히 섭취합니다. 공심채, 수세미외, 양배추, 가지, 당근 등 5종류 이상의 채소를 싱겁게 간을 해서 삶거나 볶아 먹습니다. 삶을 때는 고온에서 푹 삶는 것이 아니라 냄비에 물을 끓인 뒤 불을 약하게 줄이고 채소를 넣습니다. 그렇게 하면 채소의 비타민이 거의 파괴되지 않습니다.

채소로 찌개 요리를 해먹을 때는 감칠맛이 나도록 큰실말, 미역, 녹미채 등의 해조류, 표고버섯, 만가닥버섯, 새송이버섯 등의 버섯류, 생선, 돼지고기, 닭고기 등을 더하는 경우가 많습니다.

이 나이까지 건강하게 생활할 수 있는 건 여러 종류의 채소를 매일 맛있게 먹는 습관 덕분 아닐까요.

10

채소를 통해
활성산소를 줄입니다

채소를 많이 섭취하는 데는 여러 가지 장점이 있습니다.

첫째, 채소에는 암, 고혈압, 뇌졸중, 심근경색 같은 성인병을 예방하는 영양소가 풍부하게 들어 있습니다.

둘째, 몸을 녹슬게 하는 활성산소를 줄이는 효과가 있습니다. 일과 인간관계로 스트레스를 받고 식품첨가물이 든 가공식품을 많이 섭취하면 활성산소가 증가하는데, 현대인의 생활이 딱 그렇습니다. 활성산소가 증가하는 환경에서 생활한다면 그것을 줄이는 방법을 적극적으로 취해야 합니다.

채소 중에는 활성산소를 줄이는 항산화 성분이 들어 있는 것들이 많습니다. 항산화 성분에는 비타민C, 비타민E, 카로티노이드, 폴리페놀, 베타카로틴, 황 함유 화합물 등이 있습니다. 비타민C는 브로콜리, 파슬리, 파프리카, 콜리플라워, 피망에, 비타민E는 견과류, 깨, 올리브오일에, 카로티노이드는 시금치, 호박, 소송채, 차조기, 청경채, 토마토, 고추에, 베타카로틴은 당근, 호박, 피망에, 황 함유화합물은 양파, 부추, 양배추, 브로콜리 등에 많이 들어 있습니다. 또, 폴리페놀은 레드와인, 블루베리, 코코아 등에도 많이 함유되어 있습니다.

셋째, 채소는 많은 양을 먹어도 칼로리가 낮습니다. 다이어트 식단이 채소 중심으로 이루어지는 이유가 바로 여기에 있습니다. 식사를 할 때 채소의 비율을 높이면 비만과 당뇨병 예방에 도움이 됩니다.

성인의 하루 채소 권장 섭취량은 350g(작은 접시 하나에 약 70g인 채소 요리를 5접시 정도 섭취하는 양) 이상인데, 국민 건강·영양조사에 따르면 일본인의 하루 채소 평균섭취량은 276.5g이었습니다(2016년 기준). 특히 20~30대의 젊은 세대일수록 섭취량이 적었습니다. 또 5접시 이상의 채소 요리를 먹는 사람의 비율은 성인의 약 30퍼센트에 그쳤습니다. 물론 하루 섭취량 350g 이상이라는 목표 수치는 하나의 기준입니다. 따라서 체중이나 나이, 건강상태, 체질 등의 조건에 따라 그 사람에 적합한 섭취량은 달라집니다.

현대인의 채소 섭취량이 적은 이유로 채소를 샐러드로 섭취하는 사람이 많다는 점도 들 수 있습니다. 샐러드는 부피가 커서 눈으로 보는 것보다 섭취량이 적습니다. 앞서 말했듯이 저는 채소를 먹을 때 열을 가해 조리해서, 소화하기 쉽고 양도 많이 먹을 수 있게 합니다. 평소에 채소 섭취량 부족이 신경 쓰이는 사람이라면 샐러드에 비하면 시간과 품이 들지만, 조리해서 먹는 방법을 고민해보면 어떨까요? 섭취하는 채소의 양과 종류를 늘리면 몸의 상태가 달라지는 것을 실감할 수 있을 겁니다.

11

채소부터
먹기 시작합니다

'베지터블 퍼스트'(vegetable first)라는 말이 있습니다. 베지터블 퍼스트는 말 그대로 식사 때 채소를 가장 먼저 먹고, 그다음에 생선이나 고기 등의 단백질과 당질인 밥을 섭취하는 식사법입니다. 그렇게 식사를 하면 여분의 당질과 지질의 축적을 막아 비만, 당뇨병 같은 성인병을 예방하는 효과가 있습니다.

비만과 당뇨병을 예방하기 위해서는 혈당치를 조절해야 하는데, 그렇게 하려면 식후 혈당치의 급상승을 막는 것이 중요합니다. 혈당치가 오르면 그것을 떨어뜨리기 위해 대량의 인슐린이 분비되는데, 인슐린에는 사용되지 않은 여분의 당을 지방으로 바꿔 저장하는 성질이 있습니다. 그래서 당질을 많이 섭취하면 살이 찌기 쉽습니다. 또 혈당치가 인슐린으로 인해 급격히 떨어지면 뇌는 불필요한 공복감을 느껴 당질을 더 강하게 요구해서 과식으로 이어집니다.

채소를 비롯해 버섯, 해조류, 낫토 등에 풍부히 들어 있는 식이섬유는 당질의 흡수 속도를 조절해 혈당치의 급격한 상승을 막아줍니다. 따라서 인슐린 분비가 억제되어 지방의 흡수를 막을 수 있습니다. 또, 식이섬유에는 노화 촉진 물질인 노화단백질 AGEs(advanced glycation end products, 최종당산화물)의 흡수를 막고 배출하는 효과도 있습니다. 노화단백질이란 식사로 섭취한 여분의 당질이 몸속 단백질과 결합해 일으키는 당화(糖化)로 인해 만들어지는 물질로, 검버섯과 주름, 동맥경화, 백내장, 알츠하이머의 요인이 됩니다.

저는 채소 중심의 식사를 하기 때문에 자연스럽게 채소를 가장 먼저 먹게 됩니다. 식탁에 고기와 채소가 있으면 맛있어 보이는 고기부터 먹는 사람이 많습니다. 하지만 앞으로는 채소부터 먹어보도록 하세요. 인슐린 분비를 억제하고 식이섬유를 충분히 섭취하기 위해서는 그런 식습관을 갖는 것이 중요합니다.

○

저는 매일 채소를 의식한 식단으로 식사를 합니다.
'의식적으로' 채소를 섭취하는 것.
두려움 없는 120세 인생에 필수적입니다.

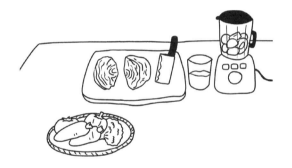

12

매일
고기를 먹습니다

건강하게 오래 사는 사람의 식습관을 살펴보면 2가지 공통점이 있습니다. 하나는 채식주의를 고집하는 사람이 거의 없다는 점입니다. 물론 채소는 다른 사람보다 2배 더 섭취하지만 고기나 생선 등의 단백질원도 많이 섭취한다는 말입니다. 80~90대의 고령에도 두툼한 스테이크와 돈가스를 일주일에 두 번 먹는 사람도 있습니다. 또 하나는 음식을 천천히 꼭꼭 씹으면서 충분한 양을 섭취한다는 점입니다. 즉, 먹는 것을 즐기는 사람이 많습니다.

이런 사람들을 보면 최근 주목받는 '소박한 식사'가 대체 몸에 얼마나 좋을까 의문이 듭니다. 소박한 식사는 기본적으로 동물성 단백질의 섭취를 줄이는 식사 방법입니다. 육류 섭취는 줄이거나 끊고, 그만큼 어패류를 먹습니다. 단백질은 기본적으로 콩을 주원료로 하는 낫토나 두부로 섭취합니다. 채소와 산나물을 많이 먹고 된장국, 장아찌 등의 발효식품 섭취를 매일 거르지 않습니다. 그리고 끼니마다 식사량은 60~70퍼센트로 줄입니다.

소박한 식단은 언뜻 몸에 좋아 보입니다. 그러나 몸에 꼭 필요한 동물성 단백질이 압도적으로 부족한 식단입니다. 소박한 식사가 주목받게 된 이유는 암, 당뇨병, 고혈압, 동맥경화 같은 성인병의 원인이 동물성 단백질과 당질의 과잉 섭취에 있다고 보기 때문입니다. 이것은 영양과다에 빠진 현대인의 식생활에 대한 반작용이라고 할 수 있습니다. 현대인의 식생활은 채소 섭취는 부족하고 동물성 단백질과 탄수화물 등의 당질 섭취가 많습니다. 즉, 이런 불균형을 해소하기 위해 나온 것이 소박한 식단입니다.

그러나 소박한 식단은 육류와 식사량을 억제하기 때문에 영양 면에서 균형적인 식사라고 할 수 없습니다. 식사에서 중요한 것은 전체적인 영양의 균형입니다. 그전까지 고기를 많이 먹고 식사량도 꽤 많았던 사람이 갑자기 소박한 식사로 바꾸는 것은 위험한 일입니다. 실제로 소박한 식사를 실천하는 사람 중에 '신종 영양실조'에 걸리는 사람이 끊이지 않고 있습니다. 신종 영양실조란 한마디로 단백질 부족입니다.

단백질은 20종류의 아미노산으로 구성되어 있는데, 이 중 필수아미노산인 9종류의 아미노산은 몸에 필요하지만 체내에서 만들지 못해 고기 등의 식품으로 섭취할 수밖에 없습니다. 또, 영양물질의 운반을 담당하는 혈액 속의 혈청알부민은 수치가 오르면 노화 방지에 도움이 되는데, 이것 역시 고기에 많이 포함되어 있습니다.

인간종합과학대학(人間総合科學大學, 일본 사이타마시의 사립대학교)의 구마가이 슈(熊谷修) 교수는 실험 대상군을 ① 매일 80g 정도의 고기를 먹는 그룹(자주 고기를 먹는 그룹), ② 매일 60g 정도의 고기를 먹는 그룹(다소 고기를 먹는 그룹), ③ 매일 40g 미만의 고기를 먹는 그룹(거의 고기를 먹지 않는 그룹)으로 나눠 실험한 결과, 첫 번째 그룹이 세 번째 그룹에 비해 사망 위험이 43퍼센트나 낮다고 발표했습니다. 고기의 단백질은 혈관을 튼튼하게 해서 뇌졸중 방지에 도움이 되고 면역력을 키워 세균과 바이러스에 대한 저항력을 높여줍니다.

단, 고기는 포화지방산과 콜레스테롤도 풍부해서 많이 먹으면 동맥경화에 걸릴 위험이 높아집니다. 그러나 한편으로 콜레스테롤은 우리 몸을 만드는 60조 개 세포의 원형질막의 구성 성분이고, 또 남성 호르몬과 여성 호르몬의 재료가 됩니다. 따라서 콜레스테롤을 무조건 몸에 나쁘다고 단정해 극단적으로 섭취하지 않는 것은 오히려 건강에 좋지 않습니다.

육류도 여러 부위를 골고루 섭취해야 하는데, 소고기·돼지고기는 붉은 살코기뿐 아니라 기름기가 많은 등심도, 닭고기는 연한 살뿐 아니라 가슴살과 다리 부분 등을 적당량 섭취하는 것이 좋습니다.

또한 소박한 식사를 하다 보면 생선도 거의 먹지 않는 경우가 있습니다. 그러나 등푸른생선에는 피로를 제거하는 DHA와 EPA가 많이 들어 있다는 점을 기억해야 합니다.

제 식단은 소박한 식사와는 거리가 있습니다. 매일 치즈 등의 유제품, 고기, 생선을 통해 단백질을 섭취하고 식사량도 90퍼센트 정도로 유지하고 있기 때문입니다. 평균적인 고령자보다 고기 섭취량과 식사량이 많은데, 매일 일을 하고 산책도 하기 때문에 거기에 소비되는 활동 에너지를 생각하면 저에게는 적당한 양이라고 느낍니다. 건강하게 오래 사는 것을 생각하면 고기 섭취를 극단적으로 줄이는 소박한 식사는 고집하지 않는 것이 좋습니다. 하지만 일반적으로 식사량은 배불리 먹는 양의 80퍼센트 정도로 약간 모자라게 먹기를 권합니다.

물론 가끔은 소박한 식사를 해볼 수는 있겠습니다. 가령 고기를 많이 먹은 다음 날은 소박하게 먹는 것이 위장을 쉽게 하는 의미에서 좋을 겁니다.

13

매일
발효식품을 먹습니다

저는 요구르트, 치즈, 발효 마늘 같은 발효식품을 매일 빠뜨리지 않고 먹고 있습니다. 대만도 일본 못지않게 발효식품이 많아서 대만에 온 뒤로 섭취하는 발효식품의 종류가 늘었습니다.

그중에서도 자주 먹는 것이 오키나와의 '도후요우'(천일염에 3개월 이상 발효시킨 두부)와 비슷한 '또우푸루'(사각형 모양으로 잘게 썰어 삭인 두부)입니다. 또우푸루는 대만에서는 대중적인 음식으로, 두부와 쌀누룩, 홍국(누룩의 하나)을 소금물에 담가 발효시켜 만듭니다. 소량으로도 진한 맛을 내서, 채소 요리에 토핑하거나 찌개에 넣어 먹습니다.

발효 마늘은 집에서 직접 만듭니다. 대량으로 구입한 마늘을 10일 정도 햇볕에 말려 껍질이 한 장 한 장 저절로 벗겨질 정도로 바싹 건조시킵니다. 만졌을 때 마늘이 딱딱

하면 잘 건조된 것입니다.

그것을 커다란 병 서너 개에 나눠 담은 뒤 밀폐해서 햇빛이 들지 않는 곳에 보관합니다. 그렇게 400일 정도 숙성시킵니다. 숙성 기간이 길수록 단맛이 나고 주황색을 띠는 마늘을 얻을 수 있습니다. 마늘은 원래 냄새가 강한데, 발효하면 거의 냄새가 나지 않고 단맛이 증가해 먹기 쉽습니다.

마늘은 채소 중에서도 항산화 작용이 강한 피토케미컬을 포함하고 있습니다. 마늘의 강한 향과 매운맛은 피토케미컬에서 나오는데, 이 피토케미컬 성분은 항암 작용을 합니다. 유방암, 위암, 결장암 예방에 효과적이라는 전문가의 연구 결과도 있습니다.

효모와 곰팡이 같은 미생물의 발효 작용으로 만든 식품을 발효식품이라고 하는데, 발효 과정에서 영양가가 높아집니다. 당연히 몸에 좋을 수밖에 없지요.

발효 작용을 통해 단백질은 펩타이드와 아미노산이 되고 당질은 유산(젖산)과 알코올이 됩니다. 펩타이드는 항산화 효과가 있고 혈압과 혈당치 그리고 콜레스테롤을 낮춥니다.

한편 유산균은 장내 세균의 움직임을 활발하게 합니다. 소장에서 대장까지 1,000종류, 1,000조 이상의 세균이 살고 있는데, 현미경으로 보면 마치 꽃밭 같아서 장내 플로라(Flora, 로마 신화에서 꽃의 여신)라고 합니다. 장내 플로라는, 면역력을 높여 노화 방지 역할을 하는 유익균, 지질과 동물성 단백질을 좋아해 변비와 설사, 알레르기의 원인이 되는 유해균, 평소에는 얌전하지만 유해균이 증가하면 유해균으로 변하는 중간균, 이렇게 세 종류의 균으로 구성되어 있습니다. 이들이 어떻게 균형을 이루느냐가 건강상태를 크게 좌우합니다.

물론 이상적인 장내 환경은 유해균이 적고 유익균이 많은 상태입니다. 나이가 들면 장내 세균의 유익균 수가 감소하고 유해균이 증가합니다. 특히 50세 이후부터 유익균의 수가 급속히 감소합니다. 그래서 나이 들수록 장내 환경을 이상적으로 유지할 수 있는 식사가 중요한 것입니다.

낫토도 장내 유익균을 활성화하는 강력한 식품입니다. 게다가 콩을 발효할 때 생기는 효소인 나토키나제는 혈액의 흐름을 개선하고 혈전을 녹이는 효과가 있습니다.

발효식품은 미생물 작용으로 분해가 이루어져서 소화 흡수가 뛰어나고, 아미노산과 초산이 많이 발생해 맛도 좋습니다. 세계 각지에서 그 지역의 특색을 살린 고유의 발효식품을 만들어 먹는 풍습을 찾아볼 수 있는 것은 그 때문입니다. 특히 건강하게 장수하는 사람이 많은 지역에는 대개 그 지역 특산물로 만든 발효식품을 먹는 풍습이 있습니다. 이는 발효식품이 뛰어난 건강식임을 증명합니다.

초밥을 비롯한 일본의 음식 역시 유네스코 세계무형문화유산에 등록되었습니다. 세계 여러 도시에 초밥 등의 일본 음식을 제공하는 가게가 늘어나고 있는 이유도 된장, 간장, 낫토, 장아찌 같은 발효식품의 종류가 많아서 건강에 좋다고 알려져 있기 때문입니다.

14

매일 아침,
소량의 과일을 먹습니다

대만은 과일이 풍부합니다. 망고, 파파야, 파인애플, 패션 프루트, 리치, 용과, 두리안 등 맛있고 저렴한 과일이 많아서 과일을 좋아하는 사람에게는 천국이 따로 없습니다.

저는 매일 다양한 종류의 과일 소량(100g 이하)을 채소와 같이 스무디로 만들어 먹고 있습니다. 과일에는 비타민B, 비타민E, 미네랄, 식이섬유, 피토케미컬 등의 성분이 풍부하게 들어 있습니다. 폴리페놀, 카로티노이드, 플라보노이드 등의 피토케미컬은 노화, 암, 동맥경화의 원인이 되는 활성산소를 억제하고, 식이섬유는 콜레스테롤을 낮추고 변비를 개선하는 효과가 있습니다.

현대인의 과일 섭취량은 채소와 마찬가지로 나라가 정한 권장량을 크게 밑돌고 있고, 게다가 매해 섭취량이 줄어들고 있습니다. 평소에 과일을 거의 먹지 않는 사람은 소량이라도 매일 먹는 습관을 갖는 것이 좋습니다.

과일은 당분이 많아 비만, 당뇨병, 고지혈증의 원인이 되기 때문에 먹지 않는다는 사람도 있습니다. 확실히 요즘 과일은 품종을 개량해 전반적으로 당도가 높아져 케이크나 과자처럼 단것도 있어서 더욱 그렇게 생각할 수 있습니다.

그러나 혈당치 개선에 좋지 않다는 생각은 오해입니다. 과일에 들어 있는 과당, 자당(sucrose), 포도당 같은 당분은 전분을 원료로 한 인공적인 당과는 본질적으로 몸에 주는 영향이 다릅니다.

식후에는 혈당치가 오르는 게 당연한데, 문제는 식후에 급상승하는 '식후 과혈당'입니다. 혈당치가 급상승하면 그것을 떨어뜨리기 위해 인슐린이 분비되어 여분의 당을 지방으로 저장합니다. 그것이 심장질환과 동맥경화를 초래합니다.

그런데 과일의 단당류(과당, 포도당)는 '식후 과혈당' 같은 급격한 혈당치의 상승을 일으키지 않습니다. 또, 식이섬유가 풍부해서 탄수화물의 흡수를 지연해 혈당치의 상승을 막을 수 있습니다.

　다만 역시 지나치게 섭취하는 것은 좋지 않으니, 적당량을 매일 먹도록 합시다. 또한 저녁식사 뒤보다는 기초대사가 높은 아침에 먹기를 추천합니다.

아침에 기분 좋게, 소량의 과일을 드셔보세요.
과일에 들어 있는 당분은
전분을 원료로 한 인공적인 당과는
본질적으로 다르답니다.

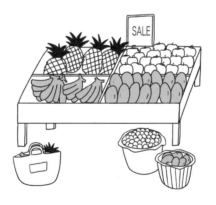

15

매일 칼슘 섭취량을
체크합니다

최근에 집 안에서 얕은 턱에 발이 걸려 넘어지는 바람에 얼굴을 다쳤습니다. 한동안 얼굴에 커다란 검붉은 멍이 남아 있었는데 다행히 뼈에는 이상이 없었습니다.

만나는 사람마다 "그 얼굴, 어떻게 된 거예요?" 하고 한 번 놀라고 동시에 "뼈가 튼튼하신가 봐요." 하고 두 번 놀랍니다. 노인이라서 그 정도로 넘어지면 뼈에 금이 가거나 골절될 거라고 생각한 모양입니다.

저는 원래 골격이 튼튼하고 체격이 좋은데, 이 나이가 되어도 뼈가 건강한 것은 평소 식사를 통해 칼슘을 많이 섭취한 덕분입니다.

사람은 나이가 들수록 골밀도가 낮아지니 그 점을 의식해 칼슘을 많이 섭취하고 몸을 움직여 왔습니다. 현재 제

골밀도는 정상 수치(20~44세의 골량 평균치의 80퍼센트 이상이 정상, 70퍼센트 미만이면 골다공증으로 진단합니다) 안에 있습니다.

골밀도는 나이가 들수록 떨어진다고 말씀드렸는데, 골밀도가 가장 높은 것은 남성의 경우 25~30세, 여성은 20~25세입니다. 그때가 지나면 차츰 감소하고 노년기가 되면 골다공증에 걸릴 확률이 급증합니다. 남성에 비해 여성은 골다공증에 걸리기 쉽습니다. 갱년기에 이르러 완경이 되면 여성 호르몬인 에스트로겐의 급속한 감소로 골밀도가 낮아지기 때문입니다.

뼈는 몸의 대사(代謝)로 매일 새롭게 만들어집니다. 이것을 '골 형성'이라고 합니다. 반면에 오래된 뼈세포가 파괴되어 뼈의 조성분이 혈액으로 흡수되는 '골 흡수' 현상도 끊임없이 몸 안에서 일어납니다.

30세 무렵까지는 골 형성 작용이 골 흡수 작용을 웃돌지만 나이가 들면서 골 형성보다 골 흡수 작용이 활발해집니다. 그러다 보니 골밀도가 낮아져 골다공증이 발생합니다.

그래서 나이가 들어도 튼튼한 뼈를 유지하려면 골 형성

작용을 활발하게 하는 식사를 하고, 매일 걷거나 체조를 해서 몸을 적극적으로 움직이는 습관을 갖는 것이 중요합니다.

언뜻 체격이 좋고 뼈도 튼튼해 보이지만 평소 식습관이 탄수화물 중심이거나 운동 부족으로 나이보다 뼈가 약한 사람도 있습니다.

몸이 튼튼해 보여도 뼈까지 튼튼한 것은 아니므로 자신의 생활 습관에 불안을 느낀다면, 몸의 외관으로 판단하지 말고 조심하는 것이 좋습니다.

뼈 형성에 필요한 성분은 칼슘, 비타민D, 비타민K, 마그네슘입니다. 칼슘은 치즈, 요구르트, 두부, 낫토, 멸치 등의 작은 생선, 녹미채, 미역, 큰실말 등의 해조류, 소송채, 청경채, 고구마 잎 등 녹황색 채소에 많이 들어 있습니다.

저는 치즈를 좋아해서 출근할 때 한입 크기로 자른 치즈를 챙겨 가 쉬는 시간에 먹습니다. 요구르트도 매일 거르지 않고 먹는데, 냉장 보관하면 유산균의 활동이 저하되고 몸이 차가워져서 먹기 전에 미리 냉장고에서 꺼내 둡니다.

마트에서 파는 요구르트는 다양한 유형의 유산균으로 만들어집니다. 종류가 많은 만큼 무엇을 골라야 할지 망설여지는데, 사람에 따라 자신에게 맞는 유산균과 그렇지 않은 유산균이 있습니다. 할 수 있으면, 여러 종류의 요구르트를 먹어보고 자기 몸에 맞는 것을 선택하는 것이 좋습니다.

비타민D는 장에서 칼슘 흡수를 돕습니다. 주로 일광욕을 통해 만들어지는데 정어리, 연어 등의 생선과 버섯에도 많이 포함되어 있습니다.

비타민K는 뼈에 칼슘을 흡착시키는 작용과 칼슘이 소변으로 배설되는 것을 억제하는 작용을 하는데, 낫토, 몰로키아(이집트가 원산지인 채소), 차조기, 시금치, 고구마 등에 많이 들어 있습니다.

마그네슘은 뼈를 형성하는 골아세포에 작용해 칼슘이 만들어지는 것을 돕습니다. 마그네슘이 많이 들어 있는 식품은 녹미채, 미역, 다시마, 낫토, 두부, 된장, 모시조개, 대합, 금눈돔, 정어리 등의 생선, 버섯 등입니다.

이처럼 비타민D, 비타민K, 마그네슘은 칼슘의 흡수를 돕기 때문에 골 형성을 위해서는 칼슘과 함께 이것들이 들어 있는 음식을 골고루 섭취해야 합니다.

골밀도가 높은 튼튼한 뼈는 몸의 기초가 됩니다. 건강하기 위해서는 '뼈의 건강'이라는 토대를 탄탄히 해야 합니다.

16

매일 아침,
올리브오일을 섭취합니다

비만을 초래하거나 콜레스테롤 수치를 높이는 식품으로 가장 먼저 떠오르는 것은 기름입니다. 그러나 한편으로 기름은 몸을 움직이는 에너지원이 되고 노폐물 배출을 돕는 세포막을 형성하는 데 도움을 줍니다. 즉, 건강을 생각할 때 기름은 반드시 필요한 식품입니다. 다만 기름은 섭취 방법에 따라서 몸에 좋을 수도 나쁠 수도 있습니다. 그리고 애당초 몸에 좋은 기름과 좋지 않은 기름이 따로 있습니다. 그래서 건강을 생각할 때는 어떤 기름을 먹느냐가 중요합니다. 저는 평소 올리브오일을 자주 사용하고 있습니다. 이 기름이 어떻게 몸에 좋은지는 이후에 설명하기로 하고, 우선 기름에 대해서 간단히 알아보기로 합시다.

기름은 크게 포화지방산과 불포화지방산으로 나눕니다.

포화지방산은 주로 고기와 유제품에 포함되어 있고 상온에서 고체 상태인 경우가 많은데, 이것을 지방(기름)이라고 합니다. 불포화지방산은 샐러드유(튀김유와 대비해 부르는 식물성 기름의 통칭), 옥수수유, 해바라기씨유, 홍화씨유 등에 많이 들어 있고 상온에서 액체인 경우가 많습니다.

불포화지방산 중에는 '다가불포화지방산'(多價不飽和脂肪酸)이 있는데 우리 몸에 꼭 필요하지만 체내에서 합성되지 않는 성분으로, 필수지방산이라고 합니다. 필수지방산은 크게 오메가3지방산과 오메가6지방산으로 나눕니다.

오메가3지방산의 대표적인 지방산은 α-리놀렌산으로, 등푸른생선인 정어리와 꽁치 외에 들기름, 아마씨유, 차조기씨오일 등에 포함되어 있습니다.

오메가3지방산은 최근에는 치매 예방 효과로 주목 받고 있습니다. 이외에도 중성지방과 나쁜 콜레스테롤(LDL 콜레스테롤)의 수치를 낮추고 동맥경화와 고혈압, 부정맥을 예방하며, 인지기능의 저하를 막고 알레르기 증상을 억제하는 등의 건강 효과를 자랑합니다.

오메가6지방산의 대표적인 지방산은 리놀산으로, 주로 샐러드유, 옥수수유, 홍화씨유, 해바라기씨유, 참기름 등에 들어 있으며, 혈중 콜레스테롤 농도를 낮추는 작용을 합니다.

다가불포화지방산인 오메가3지방산과 오메가6지방산은 어느 한쪽만 많이 섭취한다고 좋은 것은 아닙니다. 오메가3지방산과 오메가6지방산을 1:4의 비율로 섭취하는 것이 이상적입니다.

그런데 일반적으로 오메가6지방산이 많이 들어 있는 샐러드유를 사용하는 경우가 압도적으로 많아서 대부분 오메가6지방산을 과잉으로 섭취하고 있습니다. 오메가6지방산은 우리 몸에 없어서는 안 되지만, 오메가3지방산과의 균형을 크게 무너뜨릴 만큼 많은 양을 섭취하면 오히려 몸에 나쁜 영향을 미칩니다. 알레르기 증상과 화분증(꽃가루 알레르기)을 발생시키고 알츠하이머, 파킨슨병 등의 신경성 질환과 우울증의 원인이 되기도 합니다.

오메가3지방산과 오메가6지방산을 균형적으로 섭취하기 위해서는 꽁치, 정어리 같은 등푸른생선을 자주 먹고, 차조기씨오일과 아마씨유를 사용해 오메가3지방산을 섭취하며, 오메가6지방산이 들어 있는 식용유를 사용하는 조리법을 줄이는 등의 노력이 필요합니다.

여기서 제가 평소 자주 사용하는 올리브오일에 대해 말씀드리겠습니다. 저는 매일 아침 채소 스무디에 올리브오일을 한 스푼 더해서 먹습니다. 올리브오일은 단불포화지방산 구조를 갖고 있어서 오메가9지방산인 올레인산이 풍부합니다.

올레인산은 항산화 작용을 높이는 힘이 있습니다. 그것으로 암을 예방하고 또 콜레스테롤 수치를 낮춰 뇌혈관장애, 동맥경화, 고혈압 예방에도 도움이 됩니다.

또한 올리브오일은 피부 미용과 다이어트에도 효과가 있습니다. 그리고 정장(整腸) 작용이 뛰어납니다. 나이가 들면 장의 활동이 약해져 변비에 걸리기 쉬운데, 올리브오일에 들어 있는 올레인산은 장에 자극을 주어 장의 활동을 활발하게 해서 변의 배출을 도와줍니다. 변비 증상이 있는 사람은 식전에 올리브오일을 한두 스푼 섭취하면 도움이 됩니다. 저는 다행히 변비증이라 할 정도의 변비는 경험해본 적이 없는데, 올리브오일을 거르지 않고 섭취하는 것이 쾌변의 이유 중 하나가 아닐까 생각합니다.

17

일주일에 한 번,
약선 수프를 먹습니다

건강에 좋은 것은 조리법을 궁리해 맛있게 먹는 것이 중요합니다. 아무리 몸에 좋아도 맛이 없으면 적극적으로 먹지 않게 되니 기본적으로 맛이 있어야 합니다. 이것이 몸에 좋은 음식을 지속적으로 먹는 요령입니다.

예를 들어, 건강에 좋은 식재료로 만든 수프는 쉽게 만들 수 있고 맛도 좋으며 영양까지 챙긴 메뉴로 적극 추천합니다. 양파, 당근, 양배추, 시금치 등 여러 종류의 채소를 닭 뼈로 우려낸 국물에 넣고 끓인 채소 수프, 렌틸콩, 토마토, 조개 등을 넣고 끓인 렌틸콩 수프 등 다양한 건강 수프가 있지만, 제가 오랫동안 즐겨 먹는 메뉴는 십전대보탕(十全大補湯, 몸에 활력을 주는 10가지 약재를 넣어 만든 탕약)이 들어간 약선(藥膳) 수프입니다. 당귀, 천궁, 백작약, 숙지황, 백출, 백복령, 인삼, 계피, 황기, 감초를 넣은 십전대보탕의 '십전'(十全)에는 충분한 체력을 만든다는 의미가 담겨 있습니다. 십전대보탕은 면역력을 높여서 몸의 저항력을 키워주고, 몸에 쌓인 피로를 풀어주며, 혈액의 흐름을 촉진해 냉증을 치료하는 효과가 있습니다. 대만에서는 동짓날에 무병식재(無病息災, 병에 걸리지 않고 건강함)를 기원하며 이 약선 수프를 먹는 풍습이 있습니다. 십전대보탕은 한방약 외에 돼지고기, 양고기, 소키(오키나와식 돼지갈비)를 같이 삶는 경우가 많은데, 저는 콜라겐이 풍부한 닭한 마리를 통째로 넣고 거기에 대추, 구기자를 더해 만들어 먹고 있습니다.

동양의학에는 '음식은 약'과 같다는 '의식동원'(醫食同源)이라는 말이 있습니다. 약선 요리는 이런 사상을 기반으로 합니다. 인간의 몸은 음식으로 이루어지므로 어떤 것을 어떻게 먹느냐가 건강상태를 크게 좌우합니다. '음식은 약'이라는 말에는 조금의 과장도 없습니다. 음식은 몸의 병을 치료하는 약입니다.

예전 중국의 궁중에서 진료를 맡아보던 어의들은 의식동원 사상을 토대로, 한방약의 분류법과 같은 방법을 사용해 음식을 성질과 작용별로 상세히 분류했습니다.

약선 수프를 먹으면 몸 안의 세포에 강한 힘이 생기고 되살아나는 느낌이 듭니다. 약선 수프에 들어가는 한방약은 각각 효능이 다르기 때문에 자신이 필요한 효능을 가진 재료를 골라 조합해서 먹어도 됩니다. 자양 강장, 면역력 증진, 혈액순환 촉진 등 여러 효과를 기대할 수 있습니다. 이렇게 정교한 효능과 맛을 갖고 있어서 단독으로 각각의 한약재를 먹는 것보다 효과가 좋고, 약재가 몸속 깊은 곳까지 스며드는 것을 느낄 수 있습니다. 약선 수프가 활력을 주는 힘이 있는 것은 이 때문입니다.

18
쉬는 시간마다
차를 마십니다

대만에서는 차를 즐기는 문화가 발달해 있습니다. 일본의 차 주전자를 축소한 것 같은 작은 단지의 차를 술잔처럼 생긴 작은 찻잔에 여러 번 따라 마시며 음미합니다.

저도 일하는 짬짬이, 그리고 집에서 쉴 때 자주 녹차를 마십니다. 녹차에는 떫은맛을 내는 카테킨이라는 피토케미컬이 많이 들어 있습니다. 피토케미컬은 강한 항산화 작용을 통해 성인병과 암, 노화 등의 원인이 되는 활성산소를 제거하고 면역력을 높여줍니다.

한편 커피나 홍차를 즐겨 마시는 사람도 많이 있습니다. 커피에는 체내 염증을 억제하고 혈당치를 개선하는 클로로겐산(chlorogenic acid)이라는 피토케미컬이 들어 있고, 홍차에는 골다공증의 원인이 되는 골세포의 파쇄 증가를

저지하는 테아플라빈(theaflavin)이 많이 들어 있습니다. 최근에는 커피에 아디포넥틴(adiponectin)이라는 장수 호르몬의 분비를 촉진하는 작용이 있다는 것이 밝혀졌습니다. 아디포넥틴은 혈관을 지켜 동맥경화를 막아줍니다.

인간은 호흡을 통해 산소를 몸 안에 받아들이는 과정에서 영양소를 에너지로 바꿉니다. 이 과정에서 약 2퍼센트가 강한 산화 작용을 하는 활성산소가 됩니다. 활성산소에 의한 노화란 세포가 녹스는 것을 말합니다. 세포가 녹슬면 세포의 기능이 약해집니다. 그것이 바로 노화입니다.

편식, 불규칙한 생활, 수면 부족, 일과 인간관계에서 오는 스트레스, 운동 부족, 농약과 식품첨가물 등의 화학물질, 대기오염, 자외선, 전자파……. 이것들은 전부 몸 안의 활성산소를 필요 이상으로 증가시키는 원인이 됩니다. 현대인은 활성산소가 증가하기 쉬운 환경에서 살고 있습니다. 따라서 더욱 식사와 생활 습관에 주의해 활성산소를 늘리지 않도록 해야 합니다. 이를 위해서 매일 차를 마시는 것도 효과적인 방법 중 하나입니다.

19

매일 물 2리터를
마십니다

저는 수분 섭취에 상당히 신경을 쓰는 편입니다. 기상 시, 취침 전, 일하는 짬짬이, 산책 전후, 목욕 전후 등, 자주 수분을 보충해서 하루 2리터를 마시고 있습니다.

제가 수분 섭취를 의식하는 것은 물이 몸에 중요하다는 인식을 갖고 있기 때문입니다. 수분이 부족하면 혈액순환이 나빠져 신진대사 작용이 떨어지거나 심근경색과 뇌경색, 열중증(熱中症) 등의 원인이 됩니다. 이를 예방하고 몸속 노폐물을 배출하기 위해서 자주 수분을 보충해야 합니다.

여기서 물과 몸의 관계에 대해 간단히 설명해볼까요? 우리 몸의 대부분은 물로 이루어져 있습니다. 세포 속 수분인 세포내액(細胞內液), 혈액, 림프액에 포함된 수분을 포함하면 대략 성인 몸의 55~65퍼센트가 수분입니다. 세포는 단백질과 핵산, 지질 등의 생체고분자로 구성되는데 각각을 연결하는 것이 물입니다.

우리 몸이 이렇게 많은 물로 이루어졌다는 것은 물이 생명을 유지하는 데 매우 중요하다는 의미입니다. 사람은 음식 없이 물만 마시고 한 달 정도 살 수 있습니다. 그러나 물을 한 방울도 마실 수 없는 상황에서는 몸에서 수분이 빠져나가기 때문에 2, 3일 만에 생명을 유지하기 어려워집니다.

체내 수분이 1퍼센트 줄면 갈증을 느끼고, 2퍼센트 줄면 어지럼증과 구토를 동반하는 탈수증상이 시작되고, 5퍼센트 줄면 탈수증상과 열중증 증상이 나타나고, 10퍼센트 줄면 근육경련과 실신을 일으키고, 20퍼센트 줄면 죽음에 이르는 위험한 상태가 됩니다.

섭취한 물은 혈액과 림프액으로 몸 안을 돌며 산소, 영양물, 호르몬을 전달하고 체내 노폐물과 독소를 소변과 땀으로 배출하는 작용을 합니다. 수분이 부족하면 혈액의 점도가 상승하기 때문에 흐름이 나빠져서 뇌와 내장의 기능 저하를 일으키거나 뇌경색, 심근경색의 요인이 됩니다. 특히 뇌경색은 여름과 겨울에 많고, 야간부터 새벽 시간대에 일어나기 쉬우니 젊을 때에 비해 체내 수분량이 감소하는 고령자는 의식적으로 물을 마셔야 합니다.

또, 수분 부족으로 자주 나타나는 것이 부종입니다. 부종은 세포와 세포 사이에 수분이 괴어 일어납니다. 체내 수분이 부족하면 소변과 땀으로 수분이 나가는 것을 억제하도록 뇌가 통제해서 부종이 발생합니다. 또, 몸이 차거나 운동 부족으로 혈액과 림프액의 순환이 나빠지는 것도 부종의 원인이 되니 주의해야 합니다.

하지만 물을 많이 마신다고 부종이 사라지는 것은 아닙니다. 물을 너무 많이 마시는 것도 부종의 원인이 됩니다. 대량의 물이 몸 안으로 들어오면 혈액 중 여분의 수분이 밖으로 흘러나와 세포 사이에 괴어 부종을 일으키는 것입니다.

갈증이 난다, 입술이 건조하다, 피부가 건조하다, 몸이 나른하다, 변비나 설사 증상이 있다고 느껴질 때는 체내 수분이 부족할 가능성이 있습니다. 그렇다고 한 번에 많은 물을 마시면 체내의 염분 농도가 단번에 낮아져 몸의 컨디션이 무너질 수 있으니 수분 보충은 조금씩 자주 하는 것이 좋습니다.

일반적으로는 식사 때 마시는 물까지 포함해 하루에 2~2.5리터 정도 마시는 것이 적당합니다. 하지만 체중, 나이, 식사 방식과 기후 환경 등의 조건에 따라 적절한 섭취량은 달라집니다.

체중이 나갈수록 마시는 양은 늘고, 나이가 많을수록 체내 수분이 감소하므로 그만큼 섭취량은 늘어납니다. 차를 마시는 횟수가 많고 식사 때 수프나 짜지 않은 된장국을 먹는 습관이 있으면 물은 약간 적게 마셔도 됩니다. 또, 운동을 하거나 기온이 높아 땀을 많이 흘릴 때는 약간 많이 마시는 것이 좋습니다. 하루 2리터를 기준으로, 지금까지 설명한 내용에 따라 양을 조절하면 됩니다.

하지만 평소에 수분 섭취량이 매우 적었던 사람은 갑자기 1.5~2배씩 극단적으로 양을 늘려 마시는 것을 삼가야 합니다. 수분 섭취가 적어도 몸의 기능이 어느 정도 정상으로 기능하는 체질도 있으므로, 이런 사람은 우선 두세 컵 정도를 늘려보는 게 더 안전하리라 생각합니다.

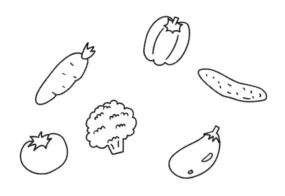

이 나이까지 건강하게 생활할 수 있는 건
여러 종류의 채소를 매일 맛있게 먹기 때문이라고
생각하고 있습니다.

3부

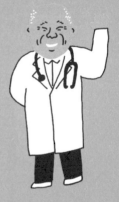

저는 이것만은
피합니다

101세 현역 의사의 식사법 2

20

단것을
먹지 않습니다

간식을 많이 먹는 사람은 대개 정해진 유형이 있습니다. 식사를 충분히 하지 않고, 하루 세 끼를 먹는 경우에도 식사 시간이 일정하지 않습니다. 이러면 어쩔 수 없이 공복을 느끼는 시간이 많아집니다. 자연히 입이 심심하다 보니 차와 함께 과자를 먹게 됩니다. 간식을 먹는 습관이 있는 사람은 늘 과자를 곁에 두고 조금씩 먹기 때문에 결과적으로 하루에 상당량을 먹게 됩니다.

저는 단것을 좋아하지 않아서 기본적으로 간식은 먹지 않습니다. 간식 없이 견딜 수 있는 것은 정해진 시간에 세 끼를 든든히 먹어 공복을 느끼지 않기 때문입니다.

사람들이 자주 먹는 간식에는 초콜릿, 비스킷, 전병, 사탕, 아이스크림 등이 있습니다. 이런 식품의 주성분은 당질을 많이 포함하는 탄수화물이라서 습관적으로 섭취하면 혈당치가 높아집니다. 또 착한 콜레스테롤(HDL콜레스테롤)이 줄고, 동맥경화의 원인이 되는 중성지방이 증가합니다. 동맥경화가 진행되면 뇌졸중, 심근경색, 협심증의 발병 위험률도 높아집니다.

한편 혈당치를 떨어뜨리기 위해 인슐린이 다량 분비되고, 인슐린은 여분의 당을 지방으로 바꿔서 저장합니다. 그래서 당질 섭취가 많으면 살이 찌기가 쉽습니다.

또한 간식은 먹을 때마다 위산을 많이 분비시켜서 위에 과도한 부담을 주게 됩니다. 줄곧 간식을 먹는 사람의 위는 쉴 시간이 없습니다. 빈번히 섭취하는 간식은 필연적으로 위의 기능을 떨어뜨립니다.

많이 먹는 것도 아니고 기름진 것도 거의 안 먹는데 위장 상태가 좋지 않은 사람은 하루에 먹는 간식이 어느 정도인지 확인해볼 필요가 있습니다. 간식을 줄이면 불편함이 개선될 가능성이 높습니다.

간식을 많이 먹는 사람은 정해진 시간에 식사를 하지

않는다고 했는데, 개중에는 정해진 시간에 식사를 해도 공복을 느끼는 경우가 있습니다. 밥이나 빵 같은 탄수화물을 많이 섭취해서 혈당치가 불안정해지기 때문입니다.

당질이 많은 탄수화물은 혈당치를 급격히 높입니다. 혈당치는 갑자기 오르면 그 후 급격히 떨어지는 성질이 있어서 혈당치가 떨어질 때 공복을 느끼기 쉽습니다. 이런 현상을 막기 위해서는, 탄수화물의 양을 줄이고 혈당치의 상승을 완만하게 하는 채소를 많이 섭취해야 합니다.

간식을 많이 먹는 사람은 식사법에 문제가 있을 가능성이 커서 줄이거나 끊으려고 해도 쉽지 않습니다. 우선 하루 세 끼 식사를 규칙적으로 하는 데에서 출발할 필요가 있습니다.

21

당질 제한은
하지 않습니다

세상에는 다양한 건강법이 넘쳐나지만, 모든 사람에게 효과가 있는 보편적인 건강법 같은 건 없습니다. 똑같은 건강법도 나이나 몸의 조건, 컨디션에 따라 효과가 다르거나 반대로 나쁜 영향을 주기도 합니다.

최근 유행하는 당질을 제한하는 식사법(당질제한식)도 그런 건강법 중 하나입니다. 건강하게 체중을 줄일 수 있다고 해서 실천하는 사람이 많습니다. 당질제한이란 당질이 많이 들어 있는 탄수화물로부터 얻었던 에너지를 단백질과 지질로 얻는 것입니다. 즉, 당질을 제한하기 위해 탄수화물이 많은 밥과 빵 등의 주식을 제외하고 반찬만 먹는 방법입니다.

그렇다면 당질을 제한하면 진짜 건강하게 체중을 조절

할 수 있을까요?

　몸을 움직이는 에너지의 절반 이상은 당질에서 만들어지므로 당질이 줄면 에너지가 부족해집니다. 그럼 우리 몸은 지방을 분해해 에너지를 보충하려 하고 결과적으로 체중이 감소합니다. 또 식후에 혈당치가 오르면 인슐린이 분비되어 혈당치를 떨어뜨리려고 하는데, 인슐린은 여분의 당을 지방으로 바꿔 저장합니다. 즉, 당질 섭취량을 억제하면 인슐린 분비가 감소해서 쉽게 살이 찌지 않습니다.

　제 주변에도 비만과 당뇨 예방이 된다며 당질제한식에 열심인 사람이 간혹 있습니다. 개중에는 하루 세 끼 식사 때 밥을 먹지 않고 반찬만 먹으며 철저히 실천하는 사람도 있습니다.

　그러나 그런 사람들은 당질 섭취량을 지나치게 제한하다 보니 쉽게 지친다, 근력이 떨어져 힘이 없다는 소리를 자주 합니다. 50대, 60대, 70대, 고령이 될수록 그런 경향이 강합니다.

　체내에 당이 부족하면 우리 몸은 근육을 분해해 아미노산을 당으로 바꿉니다. 근육이 줄어들어 기초대사가 떨어지니 쉽게 지치는 건 당연합니다. 또 근육이 줄면 활동성이 저하해서 넘어지기 쉽기 때문에 고령자에게는 치명적입니다.

한편 주식을 제한하면 칼로리가 부족해지기 때문에 단백질과 지질을 필요 이상으로 많이 섭취해야 합니다. 젊을 때와 비교해 혈관의 강도가 떨어져 혈액의 흐름이 나빠지는 고령자에게 단백질과 지질의 과잉 섭취는 혈관장애의 원인이 되어 동맥경화, 심근경색, 뇌경색을 초래할 수 있습니다. 반찬을 많이 섭취하는 것 역시 염분 과다 섭취로 이어질 가능성이 높습니다.

이런 위험을 고려하면, 20~30대가 식사에서 당질을 다소 제한하는 정도라면 몰라도 40대 이상의 중장년과 고령자가 당질을 제한하는 건 건강을 해치는 일이 될 수 있습니다.

건강하게 오래 사는 고령자 가운데 주식을 거의 먹지 않고 반찬만 먹는 사람이 있다는 얘기는 들은 적이 없습니다. 장수하는 사람은 대부분 주식도 빠뜨리지 않고 먹습니다.

참고로 저는 아침, 점심, 저녁 하루 세 끼마다 밥공기 하나 분량의 현미와 백미를 먹고 있습니다. 가끔 죽으로도 만들어서 번갈아 먹습니다. 대만에 온 뒤로는 쌀과 밀로 만든 면 종류도 자주 먹고 있습니다. 밥과 국수를 적당히 먹는 것이 제 활동 에너지의 근원이 된다는 걸 매일 실감하고 있습니다.

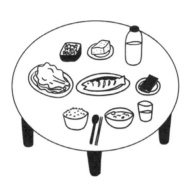

한의학에 따르면 백미는 위장약이라고 합니다.
다양한 반찬과 함께 먹는 밥 한 그릇이
하루 더 건강한 나를 만들어줍니다.

22

과다한 염분 섭취를
피합니다

일전에 취재차 방문한 편집자와 집에서 식사를 했는데, 그가 "선생님, 음식이 대체적으로 싱겁네요." 하고 말했습니다. 제 입에는 적당한데, 싱거운 맛에 익숙하지 않은 사람에게는 독특한 조리법으로 느껴진 모양입니다.

저는 젊을 때부터 염분을 많이 섭취하지 않도록 주의했습니다. 또, 집에서 음식을 할 때도 정제염이 아닌 미네랄이 풍부한 천연염을 사용하고 있습니다. 염분의 과다 섭취가 혈압을 높여 뇌졸중, 심장질환 등의 발병 위험률을 높인다는 것은 누구나 알고 있는 상식입니다.

염분 섭취의 감소로 건강 효과를 증명해보인 사례가 나가노현(長野県)의 염분 줄이기 운동입니다. 나가노현이 염분 줄이기 운동을 시작한 것은 약 50년 전입니다. 뇌졸중으로 인해 사망률이 높아진 것이 계기가 되었지요. 1950년대 중반부터 1960년대 초까지, 뇌졸중으로 인한 사망률이 급상승해 1965년에는 10만 명 중 280명 정도가 사망하는 등 전국 평균에 비해 100명 이상 사망자가 나와 최악의 1위를 기록한 바 있습니다.

나가노현은 일본의 대표적인 내륙지방으로 겨울이 추워서 소금을 사용한 저장식품을 먹는 습관이 있었습니다. 대표적인 것이 노자와나(나가노 특산 순무) 소금절임과 신슈(信州) 된장입니다.

위기감을 느낀 나가노현은 의사와 공중보건간호사가 중심이 되어 적극적으로 성인병 예방 강좌를 열었습니다. 소금 섭취를 줄이는 건강 지도가 중심을 이루었습니다. 그 결과, 남녀 모두 기대수명의 경우 광역 지방자치단체별 순위에서 매해 거의 최고 수치에 올랐고, 같은 구간의 사망률에서도 약 20년에 걸쳐 가장 낮은 수치를 보였습니다.

염분의 과다 섭취가 건강에 좋지 않다는 것은 많은 사람이 알고 있습니다. 그런데, 왜 현대인의 염분 섭취량은 줄지 않을까요? 그 이유 중 하나로 냉동식품과 인스턴트

식품, 판매용 반찬과 도시락이 보급된 것을 들 수 있습니다. 이런 식품에는 염분이 많이 들어 있습니다. 강한 맛에 익숙해지면 싱거운 맛에는 혀가 만족하지 못해서 계속 강한 맛을 즐겨 찾게 됩니다.

그러나 의사로부터 혈압이 높으니 조심하라는 주의를 들은 사람은 싱거운 맛이 입에 맞지 않아도 염분 섭취를 줄여야 합니다. 처음에는 싱거워서 맛이 없다고 느낄 수 있지만 싱겁게 먹으면 차츰 식재료 자체의 맛에 민감해지고 혀의 감각이 예민해지기 시작합니다. 평소에 먹는 채소가 좋은 땅에서 재배되었는지, 고기의 질이 어떤지 알 수 있게 됩니다. 이전에는 좋아했던 라면이 짜고 화학조미료 냄새가 강해서 맛없게 느껴집니다.

그렇다고 염분 섭취에 너무 민감해져서 몸속의 염분이 부족해도 안 됩니다. 나트륨, 칼륨, 마그네슘같이 몸에 반드시 필요한 미네랄이 부족해질 위험이 있기 때문입니다. 미네랄은 위의 소화·흡수와 단백질의 합성을 돕고, 에너지의 대사를 활발하게 해줍니다. 미네랄이 부족하면 쉽게 피로를 느끼고 식욕이 없고 빈혈이 생기기도 합니다. 따라서 염분은 과하거나 부족하지 않게, 적절히 섭취해야 합니다.

23

트랜스지방산을
피합니다

식품첨가물 중에서도 건강에 악영향을 미치는 것이 트랜스지방산입니다. 트랜스지방산은 마가린, 쇼트닝에 많이 들어 있습니다. 마가린은 스낵과자, 쿠키, 케이크에, 쇼트닝은 냉동식품, 인스턴트라면, 빵, 아이스크림에 자주 사용됩니다. 패스트푸드인 프렌치프라이와 스낵과자의 식감이 사각사각한 것은 쇼트닝을 사용하기 때문입니다.

이것들은 우리가 평소 자주 먹는 음식이지요. 일상적으로 친숙한 음식이 많아서 트랜스지방산의 위험성을 거의 인식하지 못하는 사람도 많습니다. 그러나 전문가들이 트랜스지방산의 과다 섭취가 건강에 큰 피해를 준다고 지적하면서 분위기가 달라지고 있습니다.

저는 원래 단것을 좋아하지 않아서 마가린을 사용한 과자류를 거의 먹지 않고 쇼트닝을 사용한 빵과 인스턴트라면, 냉동식품도 기본적으로 먹지 않습니다. 그래서 자연히 트랜스지방산도 섭취하지 않습니다. 트랜스지방산은 나쁜 콜레스테롤의 수치를 높이고 착한 콜레스테롤의 수치를 낮추어 협심증, 심근경색, 뇌졸중, 비만, 알레르기 질환 등 질병을 일으킬 위험이 있습니다.

미국 식품의약국(FDA)은 2018년에 쿠키, 크래커, 파이를 비롯한 많은 가공식품에서 트랜스지방산의 사용을 규제하는 조치를 발표했습니다. '트랜스지방산의 사용을 규제해 심장병을 줄여서 연간 수천 건씩 발생하는 심장 발작을 막자'는 이유에서였습니다.

세계보건기구(WHO)도 '트랜스지방산의 사용을 규제하면 심장병을 줄여 연간 수천 건씩 발생하는 심장 발작을 막을 수 있다'는 연구 결과를 발표하며, 2023년까지 식품에 트렌스지방산을 사용하는 일을 완전히 없애자고 호소했습니다.

트랜스지방산은 식물성 기름에 수소를 첨가해 만드는 인공 유지입니다. 기름에 수소를 첨가하는 것은 기름을 플라스틱처럼 만드는 것과 같습니다. 플라스틱처럼 자연계에는 존재하지 않고 체내에서 분해되기 어려운 물질이 됩니다. 극단적으로 말하면, 바다에 버려진 플라스틱이 오랜 시간 남는 것과 똑같은 일이 몸속에서도 일어나는 겁니다.

트랜스지방산을 많이 포함하는 마가린과 쇼트닝은 원래 버터 등의 유제품과 우유, 돼지고기에 풍부하게 들어 있는 포화지방산의 대체물로 개발되었습니다. 포화지방산을 과잉으로 섭취하면 혈관 속에서 굳어 혈액의 흐름을 방해합니다. 또, 버터와 고기에는 동맥경화의 원인이 되는 콜레스테롤이 많습니다. 그래서 포화지방산과 콜레스테롤의 과잉 섭취를 억제하고 동시에 식물성 기름처럼 사용하기 쉬운 기름이 있으면 편리하겠다는 생각에서 마가린과 쇼트닝이 개발된 것입니다.

마가린과 쇼트닝을 사용한 과자, 라면은 유지 성분이 많은데도 담백한 맛이 납니다. 감칠맛에 일단 먹기 시작하면 습관이 되어 계속 먹게 됩니다. 따라서 건강을 생각한다면 감칠맛이 강하게 느껴지는 과자와 인스턴트식품은 많이 먹지 않도록 주의해야 합니다.

24

가공식품을
먹지 않습니다

마트, 편의점, 음식점이 많은 도시와 편의점, 음식점은 적지만 신선한 채소, 생선을 저렴하게 구입할 수 있는 시골 중에 어느 쪽이 건강한 식생활이 가능할까요? 아마 후자일 것입니다.

마트와 편의점에서는 식품첨가물을 많이 사용한 냉동식품과 도시락 같은 가공식품을 주로 팝니다. 또 도시에서는 외식이 잦기 마련이고 외식을 자주 하면 영양적으로 균형 잡힌 식사를 하기 어렵습니다. 당연히 몸에 좋지 않지요.

몸에 좋은 식사를 하려고 의식하면서도 몸에 좋지 않은 음식을 빈번히 섭취하면 몸에 좋은 음식을 먹는 효과는 절반으로 감소합니다. 즉 건강한 식생활을 위해서는 영양적인 균형뿐만 아니라 식품첨가물과 농약을 섭취하지 않도록 조심하는 것도 중요하다는 것입니다.

산화방지제, 방부제, 인공착색료, 인공감미료 등의 식품 첨가물은 보존기간을 연장하거나 제조비를 낮추거나 맛을 좋게 하거나 맛있어 보이게 하기 위해 사용합니다. 그러나 식품첨가물 중에는 발암성 물질이 들어 있는 것이 적지 않고, 이러한 물질은 대부분 체내에서 활성산소를 늘리는 요인이 됩니다.

가령 소시지와 명란젓 등에 사용되는 첨가물인 아질산나트륨은 대장암의 발병 위험률을 높인다고 세계보건기구가 경고했으며, 어묵, 가공육 등의 보존료로 사용되는 소르빈산은 발암성을 갖고 있다고 지적했습니다.

캔 커피, 콜라에 사용되는 인공감미료에는 발암성이 있고 면역력을 저하시키는 물질이 사용되며, 빵을 부풀리는 데 사용되는 이스트 푸드(이스트의 발효를 조절하고 빵 반죽과 빵의 품질을 개량하는 첨가물)에는 골다공증과 심근경색의 요인이 되는 인산염이 들어 있습니다.

가공식품의 첨가물 표시는 애매한 것도 많아서 어떤 종류의 첨가물이 사용되는지 확실히 알 수 없는 경우도 흔합니다. 안전성을 담보할 수 없는 식품이 너무 많다는 얘기입니다.

바쁜 현대인은 어쩔 수 없이 냉동식품과 인스턴트라면, 편의점 도시락 같은 가공식품에 크게 의존하고 있습니다. 물론 그런 음식은 피하는 것이 좋지만 부득이하게 구입할 때는 라벨에 표시된 식품성분표를 확인해 첨가물의 종류가 적은 것을 골라야 합니다.

식품첨가물과 함께 되도록 섭취하지 말아야 할 것이 농약입니다. 농약을 대량으로 섭취하면 암, 면역질환, 호르몬 이상, 발달장애, 알레르기 등의 요인이 됩니다. 농약은 쌀, 채소, 과일을 대량으로 그리고 안정적으로 공급하기 위해 어느 정도 사용하는 것이 불가피합니다. 그렇지만 가능한 한 농약과 방부제를 적게 사용한 식품을 선택해야 합니다.

예를 들어, 운송 시간이 긴 해외에서 수입되는 과일과 채소에는 많은 양의 방부제가 사용될 가능성이 높습니다. 만일 가까운 곳에 신뢰할 수 있는 생산 농가가 있으면 그런 곳에서 구입해 먹는 것이 좋습니다. 그것이 바로 로컬 푸드입니다.

화학적으로 합성된 식품첨가물과 농약은 소량으로는 심각한 건강 피해를 초래하지 않지만, 오랜 시간 지속적으로 섭취하면 몸 안에 축적되어 어떤 형태로든 부정적인 작용을 끼칠 위험이 있습니다.

식품첨가물이든 농약이든 현대사회에서 사는 이상 완전히 피할 수는 없으니 가능한 한 섭취하지 않도록 노력해야 합니다. 안전한 채소와 과일을 선택하고, 다소 품이 들어도 웬만하면 집에서 반찬을 만들어 식사해야 합니다. 그리고 꾸준히 그런 의식을 갖고 생활해야 합니다.

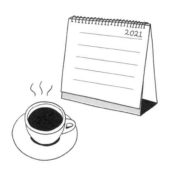

하루 10분간 체조를 하느냐 하지 않느냐의 차이,
하루에 채소 100그램을 먹느냐 먹지 않느냐의 차이는
하루라는 단위로 보면 크지 않습니다.
그러나 10년간 지속하면 그 차이는 엄청나게 벌어집니다.

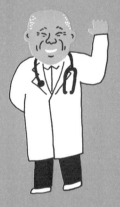

4부

저는 병을 통해 오히려 건강해졌습니다

101세 현역 의사의 질병 대처법

저는 32세에 폐결핵으로
죽을 뻔했습니다

101세인 이 나이까지 일을 해서일까요, 저를 처음 보는 사람은 제가 지금껏 병에 한 번도 걸리지 않았다고 생각하는 것 같습니다.

그러나 사람은 겉모습만으로는 판단할 수 없습니다. 사실은 저도 지금까지 두 번, 병에 걸려 죽을 뻔한 적이 있습니다. 그리고 오히려 큰 병을 경험했기 때문에 지금의 제가 있다고 할 수 있겠지요.

병, 그것도 큰 병은 성실하게 마주하면 건강한 삶의 소중함을 깨닫게 해주고 그로 인해 많은 지혜를 얻을 수 있습니다.

첫 번째로 저를 덮친 병은, 종합병원 수련의 시절이던 32세 때 걸린 결핵입니다. 지금이야 폐결핵은 항생제를 사용하면 쉽게 나을 수 있는 병이지만, 그 당시에는 효과적인 치료약이 개발되지 않은 상태였습니다. 그래서 죽음에 이르는 불치의 병으로 많은 사람이 두려워했습니다. 저는 그 폐결핵으로 많은 피를 토해 죽음 직전 상태까지 갔습니다.

그때의 치료법은 지금은 생각할 수도 없는 우악스러운 방법이었습니다. 처음에는 흉강에 공기를 주입해 폐를 압박해서 수축시키는 인공 기흉술을 받았습니다. 결핵균의 활동을 억제하기 위한 요법인데 호흡을 제대로 할 수 없는, 환자의 입장은 고려하지 않은 거친 치료법이었습니다. 여러 번 받아보았지만 몸이 너무 힘들었고, 저도 의사도 이 방법을 포기하게 되었습니다.

결국 안정을 취하며 식사요법을 취하는 수밖에 없었습니다. 저는 '의사로서 사람들에게 도움이 되고 싶다. 여기서 죽을 수 없다'는 생각으로 요양 생활을 견뎠습니다. 원래 저는 매사를 비관적으로 받아들이는 성격이 아닙니다. 어떻게든 될 거라는 생각이 마음 한구석에 있었습니다. 그 생각이 죽음 직전에 병의 악화를 막아주었습니다. 결국, 결핵에 걸린 이듬해에 강력한 치료제가 개발되어 운 좋게 목숨을 구했습니다.

이 경험은 그 뒤 의사로 살아가는 데 큰 양식이 되었습니다. 의사는 무엇보다 환자 입장에서 병을 치료해야 합니다. 그러나 대부분의 의사가 시간에 쫓겨 환자가 어떤 생각을 하고, 치료를 어떻게 느끼는지 무시한 채 '병'만 살피려 합니다.

사람은 큰 병이나 부상을 당한 경험이 없으면, 그러한 사람의 아픔과 고통을 상상하기 어려워합니다. 의사도 마찬가지입니다. 의사 자신도 큰 병에 걸리거나 부상당한 경험이 없으면 환자의 고통을 짐작할 수 없어서 성의 있게 대응하고 정중한 치료를 할 수 없습니다.

그래서 큰 병이나 큰 부상을 경험하는 것은 의사로 일하는 데 긍정적으로 작용한다고 생각합니다. 환자의 기분에 공감하고 환자의 입장에서 치료할 수 있기 때문입니다. 저도 폐결핵으로 죽을 뻔한 경험을 통해 의사로서 가장 중요한 것이 무엇인지 다시 한번 깨달았습니다.

제 왼쪽 폐는 결핵으로 인한 늑막염으로 조직이 위축되

어 폐 기능과 크기가 정상인의 절반에 불과합니다. 그래서 계단이나 비탈길을 오르면 쉽게 숨이 차고, 심한 운동은 당연히 할 수 없습니다. 그러나 그것을 핸디캡이라고 생각하지 않습니다. 한쪽 폐가 없어도 다른 한쪽이 있으니까요. 그것으로 불편 없이 일상생활을 할 수 있으니 저에게는 충분합니다. 아니, 한쪽이라도 남아 있어 살아갈 수 있게 된 것이 운명의 신으로부터 '의사로 사명을 다하라'는 메시지를 받은 것이라고 생각합니다. 그런 의미에서 폐결핵으로 죽을 뻔했던 것에 오히려 감사하고 있습니다.

병, 특히 큰 병은
성실하게 마주하면 건강한 삶의
소중함을 깨닫게 해주고
그로 인해 많은 지혜를 얻을 수 있습니다.

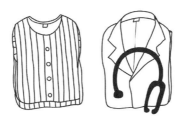

26

저는 89세에 간암으로
죽을 뻔했습니다

폐결핵을 앓고 난 뒤로 건강에 신경 쓰며 생활했는데 89세에 두 번째 위기가 찾아왔습니다. 말기 암이 발견된 것입니다. 건강을 위한 제 관리법이 충분하지 못했던 걸까요?

　부위에 따라 다르지만 암이 발병하면 몸에 어떤 식으로든 신호가 옵니다. 제가 암을 발견하게 된 것은, 소변 색깔이 평소와 다르게 진한 노란색이었던 어느 날 아침이었습니다. 담관(膽管, 간과 쓸개에서 만들어진 쓸개즙을 십이지장으로 보내는 관의 조직)이 막히면 소변 색깔이 진한 노란색이 되는데, 아무래도 그것과는 다르다고 느꼈습니다. 담관이 문제라면 통증이 있을 테고 주변에 염증이 생기면 고열이 납니다. 그 어떤 증상도 없었기에 '이것은 담석이 아니다, 암일지 모른다'고 생각했습니다.

　마침 휴일이어서 화장실에 갈 때마다 소변 색깔을 확인

했는데 시간이 지나도 아침과 똑같았습니다. 서둘러 손을 써야 한다고 판단한 저는 저녁 무렵 오키나와에서 가장 큰 응급병원에 가 CT 검사와 초음파 검사를 받았습니다.

검사가 끝난 뒤 의사는 "간암이 의심됩니다. 정확한 것은 MRI로 확인해봐야 할 것 같습니다." 하고 말했습니다. 그런데 MRI 검사는 예약이 많아 한 달 뒤에나 가능하다고 했습니다. 담관이 막힌 채로 한 달 이상 방치하면 큰일이 날 수 있습니다. 고민하다가 대만의 국립대만대학의학원 부속병원에서 부원장으로 있는 친구에게 상의했더니 "서둘러야 하니 당장 이쪽으로 와라." 하고 말해주었습니다. 그래서 바로 대만으로 가 부원장의 특별 처리로 MRI 검사를 받았습니다. MRI 화상에는 담관에 어린 산호 같은 암이 차 있었고, 간에도 콜리플라워 같은 암이 찍혀 있었습니다. 암은 4기로, 거의 말기 상태였습니다.

몸이 보내는 신호를 간과한 결과였습니다. 사실은 암이 발견되기 1년 전쯤부터 간 기능 수치에 이상이 있었는데, 별 의심 없이 전립선비대증 약을 먹기 때문일 거라고 생각했습니다. 이때 정밀검사를 받았으면 상황은 달라졌을 겁니다. 마음에 걸리는 게 있으면 여러 각도에서 병의 가능성을 찾아야 하는데, 설마 제 자신이 암에 걸리리라곤 생각하지 못했습니다.

간암 말기라는 고지를 받았을 때는 '이번에는 안 되겠구나' 하고 순간 낙담했는데, 걱정해봤자 암이 낫는 것은 아니라는 생각이 들었습니다. 기분을 바꿔서 '할 수 있는 한 최선을 다하자. 나를 믿어주는 많은 환자를 위해서라도 절대 죽을 수 없다'고 마음을 다잡았습니다. 최악의 사태일 때는 조금이라도 긍정적으로 생각할 수 있는 요소를 찾아 기분전환을 꾀하는 것도 병 치료에서는 중요합니다.

발병 순서를 따져보니, 먼저 간에 암이 생겼고 그것이 담관으로 전이된 것이었습니다. 담관이 막히지 않았으면 아마 암의 존재를 몰랐을 것입니다. 불행 중 다행이었습니다.

응급외래 교수는 "도쿄대학병원을 소개해드려도 되는데 어떻게 하시겠습니까?" 하고 물었습니다. 제가 "신뢰할 수 있는 선생님이 있는 이곳에서 수술해주세요." 하고 머리를 숙이자 "그럼 가장 실력 있는 선생님을 소개해드리죠"라며 세계적으로 유명한 우 야오밍(吳耀銘) 교수를 소개해주었습니다.

수술로 오른쪽 간을 제거했습니다. 담관은 상태가 좋지 않아 십이지장으로 이어지는 공장(空腸, 빈창자)을 잘라 그 것을 왼쪽 간에 연결했습니다. 수술은 성공적으로 끝났습니다.

다행히 부작용이 강한 항암제를 사용하지 않았고 수술 경과도 양호해서 3주 뒤 퇴원할 수 있었습니다. 그로부터 일주일 뒤 재진에서도 문제가 없어서 다음 날 일본으로 돌아와 바로 직장에 복귀했습니다.

원래는 퇴원하고도 한동안 안정을 취해야 하는데 그 당시에는 '누워 지내는 상태가 되면 안 된다'는 생각이 컸습니다. 89세라는 나이는 몸을 움직이지 않으면 순식간에 쇠약해져서 일상생활로 복귀할 수 없을 가능성이 높았기 때문입니다.

수술과 한 달 가까운 입원생활로 인해 73킬로그램이었던 체중은 50킬로그램으로 줄었습니다. 그야말로 뼈와 가죽뿐인 상태였는데, 걸을 때는 다리에 수십 킬로의 무거운 추를 매단 것 같았습니다.

복귀한 병원에서 재활을 위해 휠체어를 밀며 병동과 외

래를 오갔습니다. 조금이라도 빨리 휠체어 없이 생활할 수 있도록 일을 마치면 매일 기노완시(宜野灣市)의 트로피컬 비치를 걸었고, 때로는 신발을 벗고 맨발로 바닷가 모래밭을 걸으며 몸을 움직였습니다. 이 재활 훈련 덕분에 4개월 뒤에는 입원 전과 똑같이 걸을 수 있게 되었습니다.

암은 세포의 기능 저하와 노화로 인해 발생하고 증식합니다. 그런 의미에서 암은 노화의 일종이라고 할 수 있습니다. 건강한 생활을 해도 고령에 암에 걸리는 것은 어느 정도는 어쩔 수 없는 일입니다. 만일 암을 발견하지 못했다면 저는 노화로 자연스럽게 죽었을 겁니다. 실제로 천수를 누린 사람의 몸도 해부해보면 암이 발견되는 경우가 꽤 있습니다.

2차 세계대전 이후 암으로 인한 사망률이 높아진 배경에는 기대수명이 늘어난 요인도 있습니다. 나이가 들수록 암세포 발생 확률도 높아지기 때문이지요. 젊은 세대의 암 발생률이 낮은 것은 활발한 면역세포가 암세포를 억제하기 때문입니다.

암 수술을 한 뒤로 저는 식사와 운동 등의 생활 습관을 다시 돌아보고 더욱 신경 쓰게 되었습니다. 그 덕분인지 매해 2회씩 받는 정밀검사에서 현재까지 재발이나 전이는 발견되지 않았고 컨디션도 양호합니다. 오히려 발병 전보다 더 건강해진 것 같습니다. 이 나이까지 매일 일할 수 있는 것은 암에 걸린 경험 덕분에 이전보다 더 건강한 생활을 하게 되었기 때문입니다.

27

서양의학과 동양의학을
함께 사용합니다

저는 어느 시기부터 환자 치료에 독자적인 침 치료(경혈요법)를 도입했습니다. 처음 병원에 온 환자는 "한의사가 아닌데 침 치료를 하나요?" 하며 의아해하기도 했는데, 예상보다 훨씬 더 많은 환자에게 호평을 얻고 있습니다.

젊은 시절에는 침 치료 등의 동양의학에 관심이 없었습니다. 그런 제가 침 치료에 주목하게 된 것은 35년 전 아들을 만나러 미국에 갔을 때입니다. 당시 미국에서는 침 치료가 사람들의 주목을 받으며 붐을 일으키고 있었습니다. 전문가로부터 그 효과를 듣고 실제로 치료 광경을 지켜보며, 저는 침 치료가 서양의학과 다른 큰 가능성을 갖고 있다고 느꼈습니다. 그래서 침과 뜸을 중심으로 동양의학을 공부하고 진료에 활용하고 싶다는 생각이 들었습니다. 그 뒤로 일본으로 돌아와 중국의 국가위생부에 '침과 뜸을 공부하고 싶은데 좋은 대학을 소개해달라'는 내용의 편지를 써서 보냈습니다. 그러자 의외로 빨리 상해중의약대학(上海中醫藥大學)에서 초청장을 보내주었습니다. 마침내 상해로 건너가 본격적으로 침 공부를 시작했습니다.

서양의학과 동양의학은 병에 대한 접근방식이 근본적으로 다릅니다. 간단히 말하면, 서양의학은 '병을 치료'하는 게 목적이고, 동양의학은 '환자를 치료'하는 게 목적이지요. 즉, 서양의학은 특정 병변부나 증상에 효과적인 치료와 투약을 하기에 병명이 같은 환자에게는 똑같은 치료와 약 처방이 이루어집니다. 반면에 침과 뜸, 한약을 사용하는 동양의학은 병변부나 증상에 얽매이지 않고 환자의 체질을 포함해 몸 전체를 진단한 뒤 거기에 맞는 치료와 투약을 합니다. 그래서 같은 증상이라도 환자에 따라 치료와 투약법이 달라집니다.

서양의학에는 서양의학의 장점이 있고 동양의학에는 동양의학의 장점이 있습니다. 각각의 장점을 조합하면 더욱 효과적인 치료가 가능할 거라는 생각이 들었습니다. 그래서 제가 하는 치료는 서양의학과 동양의학의 치료법을 조합한 종합의료라고 할 수 있습니다. 병에 따라 정해진 치료와 투약을 수동적으로 시행하는 것이 아니라 같은 병이라도 환자 한 사람 한 사람에게 맞는 맞춤치료를 하고 싶습니다. 그것이 진료를 하는 저의 기본자세입니다.

서양의학에는 서양의학의 장점이 있고
동양의학에는 동양의학의 장점이 있습니다.
각각의 장점을 조합하면
더욱 효과적인 치료가 가능합니다.

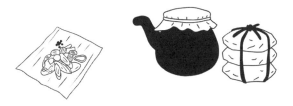

28

자연 치유력을
활용합니다

치료에서 제가 가장 중시하는 것은 환자가 갖고 있는 자연 치유력을 끌어내는 것입니다. 보통 사람의 경우 절반은, 잠들어 있는 자연 치유력을 눈뜨게 하면 그것이 병을 치료하는 최종적인 열쇠가 된다고 생각합니다. 침과 뜸 치료가 효과를 발휘하는 것은 경혈을 자극함으로써 그 사람이 갖고 있는 자연 치유력이 눈을 뜨기 때문입니다.

환자 치료에 침과 뜸을 더하면서 생각지 못했던 효과를 목격하게 되었습니다. 물론 그 이전에도 환자의 노력으로 놀랄 만큼 빨리 병이 치료된 예도 있었지만, 침과 뜸의 경우는 왜 이런 효과가 나타났는지 설명할 수 없는 사례가 꽤 있습니다.

25년 전쯤, 압박 골절로 인한 중증 변형성 척추증으로 흉추와 요추가 크게 손상된 70세 여성 환자가 병원에 찾아온 적이 있습니다. 큰 병원 몇 곳에서 치료를 받았지만 손쓸 방법이 없어 결국 병원에서 포기했다고 합니다. 상태가 꽤 심각해서 조금만 움직여도 몸에 엄청난 통증이 느껴져 몸을 움직이지 못하도록 고정하는 깁스베드(주로 척추 환자에게 쓰는 석고로 만든 침대)에서 잠을 자야 하는 상황이었습니다.

우리 병원에 오기 전에는 하루 세 번 진통 주사를 맞고, 진통제를 4시간 간격으로 여섯 번 먹지 않으면 견딜 수 없는 상태였습니다. 그렇게 5년을 버텼다고 합니다.

지옥 같은 고통 속에서 환자는 더는 나을 수 없다, 죽는 수밖에 없다고 생각했습니다. 그래서 완치를 위한 치료가 아니라 통증완화 케어를 중심으로 하는 종말기 치료를 위해 우리 병원에 온 것이었습니다.

그러나 환자의 몸을 진찰했을 때 침 치료를 하면 나아질 가능성이 있다는 판단이 들었습니다. 저는 환자에게 "내 말을 들어준다면 나을 가능성은 있습니다"라고 말하면서 일단 진통 주사와 약을 전부 끊겠다는 약속을 받았습니다.

처음 받은 침 치료 효과가 몸속 깊은 곳까지 미친 걸까요? 순식간에 환자가 잠들어버렸습니다. 몸 안에 독소가 많이 쌓여 있었는데, 침 치료를 통해 세포가 독소를 배출하는 활동을 한 것이라 생각했습니다.

그대로 하룻밤 자고 다음 날 일어났을 때 그녀는 마치 몸에 들린 마귀가 떨어져나간 것처럼 아무 일 없었다는 얼굴이었습니다. 오랜 시간 괴롭혔던 통증이 거짓말처럼 사라졌다고 했습니다. 저도 그렇게 극적으로 효과가 있을 거라고는 생각하지 못해서 상당히 놀랐는데, 본인은 여우에 홀린 듯한 표정이었습니다. 그 뒤 2개월 동안 그녀는 굳은 몸을 풀어주는 재활치료를 받고 무사히 퇴원했습니다. 그리고 90세로 사망할 때까지 병이 재발하지 않았습니다.

저도 컨디션이 안 좋을 때는 직접 침을 놓습니다. 가벼운 감기나 몸 상태가 안 좋을 때 침을 맞으면 매번 효과를 실감합니다.

일전에 이런 경험을 한 적이 있습니다. 2003년 2월, 아시아를 중심으로 사스(SARS, 중증급성호흡기증후군)가 유행

했는데, 업무차 중국 계림에 갔다가 사스로 의심되는 병에 걸렸습니다. 일본에 돌아온 직후 고열이 나면서 기침과 가래가 쉴 새 없이 이어졌고 때로 호흡곤란에 빠졌습니다. 증상만 보면 사스와 똑같았습니다. 그래서 병원에 가려다가 직접 침을 놓아보기로 했습니다. 침을 놓자 졸음이 쏟아져 그대로 하룻밤 자버렸습니다. 다음 날 일어나보니 몸이 가벼웠습니다.

그러나 침 치료가 모든 병에 효과가 있는 것은 아닙니다. 병의 종류와 증상에 따라 차이가 있습니다. 몸이 감추고 있는 자연 치유력을 자극하는 것이라서 서양의학의 약처럼 짧은 시간에 효과가 나타나지 않는 경우도 있습니다. 제 경험상 침 치료는 안면신경통 등의 신경계 질병과 최근 늘고 있는 우울증, 불면증에 특히 효과가 좋습니다.

환자에 따라서는 침과 뜸 치료를 하지 않고 투약만 하는 경우도 있고, 약을 자제하고 침 치료를 중심으로 하는 것이 좋다고 판단되는 경우도 있습니다. 똑같은 병이라도 환자가 누구냐에 따라 전혀 다른 치료법이 필요합니다. 바로 상대에 맞는 맞춤치료인 셈입니다.

29

꼭 필요한 약만
처방합니다

최근에는 의료 현장에서 약을 지나치게 많이 투여한다는 소리를 자주 듣습니다. 약은 특정 질병에 대해 효력을 발휘하지만, 면역력 저하, 위장 등 소화 기능 이상, 변비나 설사, 알레르기 증상 등 다양한 부작용을 동반합니다. 그리고 복용하는 약의 종류가 많을수록 부작용은 심해집니다.

이전에 노인 보호 시설에 입소한 90대 여성이 치매와 고혈압 등의 지병으로 19종류의 약을 복용한 것이 원인이 되어 사망한 뉴스가 보도된 적이 있는데, 알려지지 않았을 뿐 이와 비슷한 경우는 얼마든지 있습니다. 평소에 병원을 찾는 고령자 중에는 10종류가 넘는 약을 동시에 복용하는 사람이 많이 있습니다. 그런데 종류가 너무 많으면 전문가도 어떤 부작용이 일어날지 예측하기 어렵습니다.

약들 사이에도 궁합이 있어서 여러 약을 함께 복용할 때는 주의해야 합니다. 가령 감기에 걸렸을 때 처방받는 종합감기약과 해열진통제는 진통 성분이 중복되기 때문에 구토, 식욕부진, 설사, 부종 등의 부작용에 주의해야 합니다. 종합감기약과 항알레르기제는 둘 다 히스타민 성분이 있어 동시에 복용하면 심한 졸음이 올 수 있습니다.

또, 여러 종류의 약을 복용하면 각각이 갖는 효과가 약해질 수 있습니다. 뉴퀴놀론(new quinolone)계 항생물질은 위산을 중화하는 위장약과 함께 복용하면 항균력이 떨어집니다.

복용하는 약이 있는데 새로 다른 약을 처방받을 때는 의사에게 현재 먹고 있는 약이 무엇인지 알려야 합니다. 성분이 중복되거나 부작용이 강해지는 약이 처방되는 경우라면 의사의 판단하에 조절해주어야 하기 때문입니다.

저는 약의 부작용이 몸에 악영향을 주지 않도록 꼭 필요한 약만 처방하고 있습니다. 예를 들어 감기의 경우, 고열이 아니면 해열제를 처방하지 않습니다. 고열이라 위험한 경우가 아니라면 오히려 열을 내서 몸의 독소를 배출하는 것이 좋기 때문입니다. 약으로 억지로 열을 떨어뜨리면 도리어 증상이 오래 갈 수 있습니다. 따라서 해열제는 열이 완전히 떨어질 때까지 계속 복용할 필요는 없고 어느 정도 떨어진 단계에서 복용을 중단하는 것이 좋습니다.

의사들 중에는 증상의 정도와는 무관하게 겉으로 드러나는 모든 증상에 대해 수동적으로 약을 처방하는 사람도 있습니다. 그렇게 되면 약의 종류도, 양도 늘어나기 마련입니다.

침과 뜸이 효과적인 것은 그 사람이 갖고 있는 자연 치유력을 끌어내기 때문인데, 약에 지나치게 의존하면 자연 치유력이 활약할 기회가 사라집니다. 자연 치유력이란 약해진 몸의 세포를 원래의 건강한 상태로 되돌리는 힘입니다. 따라서 최종적으로 병을 치료하는 열쇠를 쥐고 있는 것은 본인의 자연 치유력인 셈이지요.

따라서 약은 자연 치유력을 크게 해치지 않는 범위에서 처방되어야 하고, 환자도 그 점을 의식해 약에 지나치게 의존하지 말아야 합니다. 환자들 중에는 가능한 한 많은 약을 처방받아야 안심이라는 사람도 적지 않습니다. "병에 걸리면 약을 먹어야 한다" "약이 있으면 걱정 없다"고 생각하는 것입니다.

　그러나 몸을 최종적으로 지키는 것은 본인이 갖고 있는 자연 치유력이니, 그 힘을 믿고 어떻게 하면 자연 치유력을 강화할 수 있을지를 생각해 치료를 받거나 건강관리를 하는 것이 좋습니다.

30

질병의 경미한 신호에
주의를 기울입니다

동양의학에는 미병(未病)이라는 개념이 있습니다. 미병이란 건강과 병 사이의 상태로, 확실하게 병의 증상이 나타나지는 않고 있지만 방치하면 병으로 진행할 가능성이 있는 단계를 가리킵니다. 정밀검사에서 발견되지 않는 경우도 많은데, 그래서 본인도 쉽게 알아채지 못합니다.

미병의 신호는 몸을 주의 깊게 관찰하면 어딘가에서 발견되기 마련입니다. 평소와는 미묘하게 다른 변화가 배설물을 비롯해 피부, 혀, 눈, 손발톱, 목소리, 체취, 컨디션 등에 나타납니다. 이런 변화는 몸이 우리에게 "알아차려주세요, 빨리 손을 써주세요" 하는 신호를 보내는 겁니다.

하지만 건강하고 체력에 자신 있는 사람일수록 미병의 신호를 알아채기 어렵습니다. 쉽게 병이 되지 않을 거라고 생각해서 몸의 작은 변화에 귀 기울이지 않기 때문입니다.

통증이나 피로처럼 알기 쉬운 신호조차 신경 쓰지 않고 간과합니다. 이렇게 말씀드리는 저도 이전에 암이 진행될 때까지 전혀 알아채지 못했는데, 그것은 '이 정도로 신경 쓰고 관리하면 병에 걸리지 않을 것'이라고 믿었기 때문입니다.

몸이 약해 늘 여기저기 아픈 사람이 의외로 오래 사는 것은 건강에 자신이 없어 미세한 변화에도 민감하기 때문입니다. 즉, 몸의 변화를 빨리 알아채고 그만큼 대응도 빠른 것입니다.

미병의 신호에는 여러 가지가 있습니다. 신호가 나타난 단계에서 이미 병에 걸린 경우도 있으니 변화가 지속된다면 조심해야 합니다.

가령 얼굴색이 까매진 경우는 간이나 신장질환을 의심할 수 있습니다. 부종이 쉽게 가라앉지 않을 때는 림프와 혈액순환이 나빠진 것이고 신장병이나 간경변일 가능성도 있습니다. 수면 부족도 아닌데 머리가 무거운 상태가 지속되면 구모막하출혈이나 뇌경색을 의심해봐야 합니다. 목소리가 갑자기 갈라지고 작아져서 원래 상태로 돌아오지 않으면 성대 폴립(성대 주위에 생기는 작은 결절)일 수도 있습니다. 속이 메슥거리는 증상이 지속되면서 가라앉지 않으면 위염이나 맹장염을 의심할 수 있습니다. 손발톱이 심하게 갈라질 때는 빈혈이나 당뇨병, 갑상선의 이상을 생각할 수 있습니다. 오전 중에 늘 기운이 없는 상태가 오래 지속된다면 우울증이 시작된 걸 수 있습니다.

병은 증상으로 확실히 나타나기 전부터 몸의 어딘가에서 신호를 보냅니다. 지나치게 민감해도 좋지 않지만, 나이가 들수록 몸이 보내는 신호에 주의 깊게 귀를 기울여야 합니다.

31

건강한 사람들의 3가지
공통점에 주목합니다

저는 오랫동안 오키나와에서 의사로 일했는데, 현지인들의 건강상태가 40년 전과 비교해 크게 달라졌다고 느낍니다. 안타깝게도 사람들의 건강상태는 나쁜 방향으로 변화했는데, 그 이유와 배경을 찾다 보니 반대로 건강하게 오래 살려면 어떻게 해야 하는가에 대한 답을 얻었습니다.

  장수의 고장으로 유명했던 오키나와인데 2015년 일본 후생노동성의 도도부현(都道府県)별 기대수명 조사에 따르면, 오키나와 여성은 전국 7위, 남성은 36위로 이전보다 여성과 남성 모두 순위가 떨어졌습니다. 전국 평균보다 많은 술 섭취량, 지방이 많은 고칼로리 식사, 운동 부족으로 인해 간질환과 당뇨병 환자가 매우 많고, 흡연이 일으키는 만성 폐색성 폐질환으로 사망하는 비율도 높습니다.

예전에 오키나와 사람들은 고구마, 여주 등의 채소, 해조류, 생선, 두부를 비롯한 콩 제품을 자주 먹었습니다. 싱거운 음식이 많아서 염분 섭취량도 적었습니다.

그런 식생활이 크게 바뀐 것은 미군기지 때문이었습니다. 음식의 서구화와 패스트푸드의 보급이 다른 지역보다 빠르게 확산되어 식이섬유가 풍부했던 이전의 건강식보다 고칼로리, 고지방식을 즐기는 사람이 증가했습니다. 그 결과, 성인병의 원인이 되는 대사증후군 환자가 급증해 비만인의 비율이 전국 1위가 되었습니다.

또, 후생노동성 조사에서는 성인병이 증가한 요인 중 하나로 운동 부족을 드는데, 오키나와 사람들은 기본적으로 차로 이동하는 경우가 많고 걷는 일이 적어 운동 부족인 사람이 많습니다.

이렇게 오키나와의 사례를 살펴본 결과, 건강하게 오래 살기 위해서는 ① 채소, 생선, 해조류를 많이 섭취하고 ② 음주와 흡연은 삼가며 ③ 몸을 자주 움직이는 3가지 조건이 필요하다고 볼 수 있습니다.

제 진찰실에는 고령자가 많이 오는데, 나이에 비해 건강한 사람에게는 공통점이 있습니다.

첫째는 역시 식사입니다. 오키나와는 채소, 생선, 해조류 중심의 식단이 두드러지고 대만은 채소, 생선, 발효식품을 즐기는 사람이 많습니다. 두 지역에서 나이에 비해 건강한 사람들은 이처럼 건강한 식사를 하고 있었습니다.

둘째, 몸을 자주 움직이는 생활을 합니다. 여성의 경우 고령에도 직접 식사 준비를 하는 등 집안일을 계속하는 사람이 많습니다. 장을 보기 위해 밖에 나갈 때는 항상 걷고, 매일 산책하는 습관을 가진 사람도 많습니다.

셋째, 삶의 보람을 느끼며 살아갑니다. 대화 상대인 친구가 여럿 있고, 봉사활동으로 사회에 참여하고자 하는 의식이 높으며, 그림이나 붓글씨 등의 취미를 즐기는 사람이 많습니다.

고령의 나이에도 치매에 걸리지 않고 건강하게 생활하는 사람들은 모두 이 3가지를 갖추고 있습니다. 그리고 이를 실천하는 것은 그리 어렵지 않습니다. 자신의 생활을 돌아보고 이 가운데 부족한 것이 있다면 그것을 채우기 위한 노력을 시작해보세요.

5부

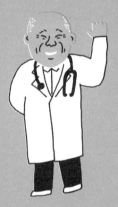

저는 늘 이렇게
마음먹습니다

101세 현역 의사의 마음 관리법

32

마음 건강이 곧
몸 건강임을 기억합니다

마음가짐이나 정신상태는 내장과 면역 시스템 같은 몸의 건강과 밀접한 관계가 있습니다. 저는 오랜 세월 다양한 환자를 접하면서 그것을 깊이 터득했습니다. 마음의 건강은 몸의 건강과 직결됩니다. 스트레스를 예로 들면 이해하기 쉽습니다.

스트레스는 사람이 위험한 상황에 처했을 때 거기서 벗어날지 싸울지 양자택일에 직면했을 때의 반응이라고 합니다. 스트레스는 자기 몸을 지키기 위해 필요한 반응인데 과도한 상태에 있으면 심신에 나쁜 영향을 줍니다.

과도한 스트레스는 심박수와 혈압을 높여 고혈압, 심근경색의 원인이 됩니다. 또 아드레날린의 분비가 증가함으로써 혈소판끼리 결합하기 쉬워지고 그로 인해 혈전이 생겨 뇌경색의 요인이 됩니다.

아드레날린과 코르티솔 같은 스트레스 호르몬이 많이 분비되면 뇌에도 영향을 미쳐 우울증 같은 정신질환과 치매의 원인이 됩니다.

또 스트레스에 지속적으로 노출되면 심신을 쉬게 하는 부교감신경이 충분히 기능하지 못해서 자율신경실조증과 과민성대장증후군, 십이지장궤양이 생길 수 있습니다.

무엇보다 심한 스트레스에 장기적으로 노출되면 면역력 저하로 바이러스성 질병에 걸리기 쉬울 뿐 아니라 암의 요인이 될 수 있습니다.

스트레스 상태와는 반대로 항상 긍정적이고 밝은 기분을 가지면 뇌에서는 세로토닌과 옥시토신, 도파민 같은 행복 호르몬의 분비가 촉진됩니다. 이런 행복 호르몬은 마음의 균형을 조절해 치매를 방지하고 스트레스를 경감하는 작용을 합니다.

스트레스와 행복 호르몬을 생각해보면 마음가짐과 감정이 얼마나 몸에 큰 영향을 미치는지 이해할 수 있습니다. 몸의 건강을 위해서는 마음을 어떻게 유지하느냐가 매우 중요합니다. 5부에서는 병에 걸리지 않고 건강하게 생활할 수 있는 마음가짐을 여러 각도에서 살펴보려 합니다.

33

지나치게 몸을
아끼지 않습니다

"퇴직 후에는 시골에 내려가 느긋하게 살고 싶습니다." 앞만 보고 달려온 사람은 이렇게 제2의 인생을 꿈꾸기 마련입니다. 그런데 실제로 그런 생활을 시작하면 의욕이나 보람을 느끼지 못해 몸과 마음이 모두 허약해지는 경우가 있습니다. 마음대로 생활한 탓에 오히려 컨디션이 무너져버린 환자를 지금까지 많이 봤습니다.

스트레스 없이 자유롭게 하고 싶은 대로 하는 생활은 언뜻 건강에 좋을 것 같습니다. 기본적으로는 자고 싶을 때 자고, 먹을 싶을 때 먹을 수 있습니다. 일이 힘들면 쉴 수 있고, 만나기 싫은 사람은 안 만나도 되니까 인간관계로 받는 스트레스도 없습니다. 이처럼 무리하지 않아도 되는 생활은 심신에 스트레스가 적으니 건강하게 오래 살 수 있을 거라고 생각하는 사람이 많습니다.

그러나 실제로는 그렇지 않습니다. 몸에 자극을 주지 않아서 피곤할 일이 거의 없는 생활을 하면 이른 시기에 치매에 걸리기 쉽습니다. 또 몸을 움직이지 않기 때문에 신진대사가 나빠져서 면역력이 떨어져 병에 취약해집니다.

원할 때 원하는 만큼 먹고 마시는 것이 자연스럽고 건강한 생활방식이라고 생각할 수 있지만, 그것이 결과적으로 건강에 좋지 않은 식생활로 이어져 당뇨병을 일으킬 수도 있습니다.

그래서 저는 일을 그만두고 빈둥거리는 생활을 하는 환자에게는 "현역 때처럼 규칙적으로 생활하고 새로운 일이든 취미든 몰두할 수 있는 것을 찾아보세요." 하고 조언합니다. 현역에서 물러난 뒤에도 다른 새로운 일을 시작하거나 봉사활동을 열심히 하거나 취미를 즐기는 고령자는, 젊고 건강한 경우가 많습니다.

바빠 일하는 사람이 암 같은 큰 병에 걸리면 의사나 주변 사람들은 "이건 몸이 쉬라고 하는 신호"라며 위로합니다. 제가 89세에 암에 걸렸을 때도 그랬습니다.

앞에서도 말했지만 저는 퇴원 후 일주일 만에 직장에

복귀했습니다. 큰 수술을 받았기에 집에서 휴식을 취해야 했지만 수술을 받고 3주간 안정을 취했으니 그것으로 충분하다고 생각했습니다.

또, 환자들이 병원으로 전화를 걸어 "선생님은 언제부터 진료를 다시 시작하나요?" 하고 물어본다는 얘기를 듣고 '환자들을 위해서라도 가능한 한 빨리 일을 시작해야겠다'고 굳게 마음먹었습니다.

게다가 저는 늘 일에서 보람과 기쁨을 느꼈기 때문에 솔직히 일을 쉬고 싶다는 생각이 없었습니다. 하지만 스트레스를 받을 만큼 바쁘게 일하지는 않았습니다.

한편 퇴원 후 바로 일을 시작한 것은 몸을 이전 상태로 돌리기 위한 재활이기도 했습니다. 집에서만 가만히 있으면 자유롭게 몸을 움직이지 못하게 될 수 있고, 자칫하면 자리에 누운 채 꼼짝 못 하게 될 수 있다는 불안감이 컸습니다.

고령자의 몸은 너무 애지중지하면 순식간에 쇠약해집니다. 골절로 움직이지 못하면 금방 하체가 약해지고, 병으로 2~3주 누워 있으면 이전의 몸으로 돌아가는 데 몇 개월이 걸립니다. 그래서 나이가 많을수록 몸을 편하게 두면 안 됩니다.

건강했던 고령자가 병이 생겨 밖에 나가지 못하고 몇 달 집 안에서만 지내다 순식간에 몸이 쇠약해진 예를 많이 봤습니다. 그래서 '휴양'을 할 때는 그 정도가 중요합니다.

이전의 건강한 상태로 돌아갈 수 없을 정도로 지나치게 오래 휴양하는 것은 오히려 독이 됩니다. 그렇다고 짧은 휴양만으로 무리하면서까지 일상으로 돌아가는 것도 몸에 부담을 줍니다. 나에게 맞는, 적당한 휴양을 취하는 것이 좋습니다. 제가 이 나이까지 건강하게 생활할 수 있는 것 역시 지나치게 몸을 아끼지 않으면서도 자주 쉬며 지속적으로 일하기 때문입니다.

34

여전히 젊다는 걸
잊지 않습니다

제가 좋아하는 미국의 시인 새뮤얼 울먼(Samuel Ullman)은 '청춘은 나이가 아니라 마음가짐에 있다'고 말합니다. 실제로 나이가 들어도 건강하고 젊게 사는 사람은, 몸뿐 아니라 마음에서도 젊은 에너지가 솟아나는 것처럼 느껴집니다. 마음가짐에 따라 사람은 실제 나이보다 더 늙기도 하고, 반대로 언제까지나 젊음을 유지할 수도 있습니다. 마음이 젊으면 몸은 늙었어도 젊게 느껴집니다.

한편 '병은 마음에서'라는 말이 있는데, 정말로 그렇습니다. 지금까지 수십만 명의 환자를 만나면서 더 그렇게 느꼈습니다. 마음가짐에 따라 병의 완치 양상이 완전히 바뀌는 예도 셀 수 없이 많이 봤습니다.

어느 전문가가 봐도 '완치가 어렵다'고 판단되는 진행성

암 환자가 희망을 잃지 않고 긍정적으로 병과 마주해 기적처럼 완치된 예도 있었고, 반대로 몸을 잘 조리만 하면 좋아지는데 환자가 지나치게 낙담해 악화되는 예도 있었습니다. 이처럼 마음과 몸은 깊이 이어져 있습니다. 이 점을 잊지 말아야 합니다.

여기에 울먼의 〈청춘(Youth)〉를 소개합니다. 삶에서 제가 가장 소중히 여기는 것들이 이 시에 담겨 있습니다. 많이 좋아하는 시라서 줄줄 외울 정도입니다.

청춘이란 인생의 어떤 시기가 아니라 마음가짐이다.
장밋빛 볼, 붉은 입술, 부드러운 무릎이 아니라
강인한 의지, 풍부한 상상력, 불타오르는 열정이다.
청춘이란 인생의 깊은 샘에서 솟아나는 신성한 정신이다.

청춘이란 두려움을 물리치는 용기
안이함을 선호하는 마음을 뿌리치는 모험심을 뜻한다.
때로는 스무 살 청년보다 예순 살 노인이 더 청춘일 수 있다.

나이를 더해가는 것만으로 사람은 늙지 않는다.

이상을 잃어버릴 때 비로소 늙는 것이다.

세월은 피부에 주름살을 늘게 하지만

열정을 잃어버리면 마음이 시든다.

고뇌, 공포, 실망에 의해서 기력은 땅을 기고

정신은 먼지가 된다.

예순이든 열여섯이든 인간의 가슴에는

경이로움에 이끌리는 마음,

젖먹이 아이처럼 미지에 대한 탐구심,

인생에 대한 즐거움과 환희가 있다.

그대와 나의 가슴 속에는 남에게는 보이지 않는

사랑의 역이 있다.

인간과 신으로부터 아름다움, 희망, 기쁨, 용기, 힘의 영

감을 받는 한 그대는 젊다.

영감이 끊어져 정신이 싸늘한 냉소의 눈에 덮이고

비탄의 얼음에 갇힐 때 스물이라도 인간은 늙는다.

머리를 높이 쳐들고 희망의 물결을 붙잡는 한

여든이라도 인간은 청춘으로 남는다.

시를 읽으며 무엇을 발견했습니까? 긍정적인 마음, 이상을 추구하는 열정, 왕성한 호기심, 새로운 것에 도전하는 기개, 불안을 떨치는 용기…….

절대 과장이 아니라 삶에서 가장 중요한 마음가짐과 자세가 이 시 한 편에 전부 녹아 있습니다. 저도 늘 그런 마음가짐으로 살고 싶습니다. 그리고 이 마음을 잃지 않는 한 죽기 전까지 청춘으로 남을 수 있다고 생각합니다.

35

웃음을
선택합니다

일전에 일본에서 저를 찾아온 지인이 있어 해산물 요리가 맛있기로 소문난 대만 음식점에 초대했습니다. 제가 속한 로터리클럽의 젊은 동료들도 10명 정도 불러서 분위기가 떠들썩했는데, 이후에 지인이 음식점에서의 제 모습이 백 살이 넘은 노인이라고 생각할 수 없을 만큼 밝아서 인상적이었다고 말했습니다.

대만에는 식사 모임 때 작은 잔에 술을 따라 계속 건배하는 풍습이 있습니다. 저도 예외가 아니라서 술 대신 차를 따른 컵으로 건배를 했습니다. 그 모습이 즐겁고 활기 넘치게 보였는지 혈기 왕성한 젊은이 같았다는 것이었습니다. 물론 다소 과장된 표현이지요.

하지만 저는 이런 모임에서뿐만 아니라 모든 사람을 늘 웃는 얼굴로 대하고 있습니다. 그래서 제 첫인상을 '건강한 웃는 얼굴'로 기억하는 사람이 적지 않습니다.

　사실 젊을 때는 지금처럼 웃지 않았습니다. 그런 제가 안 좋게 보였는지 어느 날 한 교수님이 "많이 웃는 게 좋아요." 하고 조언했습니다. 그리고는 "웃으면 마음이 긍정적으로 바뀌어서 건강에도 좋아요." 하고 덧붙였습니다. 그 조언을 들은 뒤 저는 사람을 만날 때마다 되도록이면 웃자고 마음먹었습니다.

　웃음이 건강에 좋다는 것은 의학적으로도 입증되었습니다. 잘 알려진 것이 암 환자를 대상으로 한 실험입니다. 일단 실험대상자들을 두 그룹으로 나눈 뒤 한쪽 그룹에게만 많이 웃을 수 있는 환경을 조성해주었습니다. 일정 기간 지속적으로 만담, 개그 프로그램을 보여주거나 모두 "하하하!" 소리 내서 웃게 한 뒤 면역세포의 일종인 NK세포의 활성도를 조사했습니다. NK세포는 암을 공격하는 습성이 있어서 NK세포가 활성화할수록 암이 빨리 치료되고, 또 예방도 됩니다.

　그 결과 많이 웃은 그룹이 압도적으로 수치가 높았습니다. 이 사실로부터 웃음이 면역세포를 활성화시키고 몸의

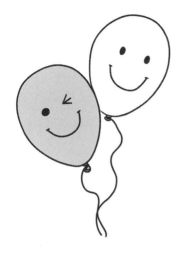

○

속는 셈 치고 웃어보세요.
그리고 반복해보세요.
힘들 때에도 웃으면
뇌가 '재미있다', '즐겁다'고 착각합니다.

저항력을 높이는 효과가 있다는 걸 알 수 있습니다. 한편 면역세포의 활성화는 노화를 예방하는 효과도 있습니다. 신진대사를 활발하게 하여 조직세포의 노화를 막아주기 때문입니다.

'웃으면 복이 온다'는 말이 있는데, 웃음으로 몸의 세포가 젊어지고 주위 사람들에게 호감도 주니 과학적으로 근거 있는 말이 아닐 수 없습니다.

제가 이런 말씀을 드리면 '즐겁지도 신나지도 않은데 웃으라니……' 하고 생각하는 사람도 있을 겁니다. 하지만 속는 셈 치고 웃어보세요. 그리고 반복해보세요. 딱히 재미있는 일이 없어도 자꾸 웃다 보면 신기하게 즐거워집니다. 뇌과학적으로도, 웃으면 뇌가 '재미있다', '즐겁다'고 착각한다고 합니다.

매일 3분이라도 웃는 연습을 하도록 해보세요. 지속하다 보면 그 효과를 몸으로 실감할 수 있을 때가 반드시 올 겁니다.

36

스트레스가 살아 있음의
증거라고 생각합니다

평소 우리가 자주 언급하는 스트레스는 질병과 밀접한 관계가 있습니다. 강한 스트레스에 지속적으로 노출되면 면역력이 떨어지고 몸 안의 활성산소가 증가합니다. 활성산소가 증가하면 정상세포와 유전자를 공격해 검버섯, 주름 등의 노화 현상을 앞당기고 동맥경화와 암, 당뇨병 같은 성인병의 요인이 됩니다.

몸의 질병만이 아닙니다. 강한 스트레스는 우울증 같은 마음의 병을 초래하지요. 그래서 스트레스를 지속적으로 받는 상황은 만들지 않는 것이 좋은데, 살다 보면 어쩔 수 없이 그렇게 될 수밖에 없을 때도 있습니다.

예전과 비교하면 지금은 스트레스가 많은 시대입니다. 비즈니스 환경을 비롯해 모든 것이 빠르게 변화하고 경쟁도 심하며, 인간관계도 복잡합니다. 그런 환경에서 살면 저절로 스트레스를 받습니다.

무서운 것은 '스트레스 따위 별것 아니다'라고 생각해서 스트레스를 줄이려는 노력을 하지 않다가, 정신을 차려보니 심각한 병에 걸릴 수 있다는 점입니다.

그렇다고 스트레스에 지나치게 예민해지는 것도 좋지 않습니다. 스트레스를 너무 의식하면 그 자체가 스트레스가 되고, 실제로 스트레스를 받는 상황에 필요 이상으로 부담을 느끼게 됩니다.

그럼 스트레스는 어떻게 대응해야 할까요? 사람에 따라 스트레스에 강한 사람도 있고 민감한 사람도 있습니다. 똑같은 스트레스 상황에서도 그것이 심신에 영향을 미칠 만큼 부담스럽게 느끼는 사람과 크게 영향을 받지 않는 사람이 있습니다.

스트레스를 받아도 부담스럽게 느끼지 않는 사람은 스트레스를 정면으로 받아내지 않고 가볍게 흘려보낼 수 있습니다. 그래서 안 좋은 일이 있거나 힘든 일이 있어도 얽매이지 않습니다.

저는 스트레스를 받지 않는 타입입니다. 실제로 평소에 스트레스를 강하게 느끼지 않습니다. 낙관적인 성격 덕분이기도 하다고 생각합니다. 저는 젊을 때부터 어려운 일에 부딪혀도 긍정적으로 생각하고 행동하려고 노력했습니다. 그래서 안 좋은 일이 있어도 자연스럽게 긍정적인 기분으로 전환하는 습관이 만들어졌나봅니다.

가끔 스트레스를 느낄 때는 마음속으로 기분전환을 합니다. 안 좋은 일이 있어도 그것을 생각하지 않고 신나는 일, 기분 좋은 일을 생각합니다. 안 좋은 일, 힘든 일은 혼자 끙끙거리며 생각해봤자 아무 도움이 되지 않기 때문입니다. 그런 일로 고민하기에는 시간이 아깝습니다. 그보다는 '오늘은 그 환자의 증상이 좋아져서 다행이다', '내일 친구와 식사 약속을 했는데 기대된다' 하고 기분 좋았던 일, 신나는 일을 생각합니다.

그런데 스트레스가 꼭 나쁜 것만은 아닙니다. 스트레스가 없는 상태를 오래 지속한 사람은 의외로 병에 걸리거나 일찍 사망하는 경우가 많다는 연구 결과가 있습니다. 은퇴 후 할 일이 없어서 한가한 시간을 주체 못하는 사람이 몸의 이상을 호소하거나 빨리 사망하는 경우가 이러한 예입니다.

스트레스가 없는, 즉 긴장감이 전혀 없는 상황은 삶의 충실감과 의미를 본능적으로 추구하는 인간에게 오히려 스트레스가 됩니다. 그런 의미에서 약간의 긴장감을 주는, 스트레스가 있는 상황이 건강에 좋습니다. 스트레스는 있는 것이 당연하고, 스트레스를 느낀다는 것은 살아 있다는 증거입니다. 이런 마음가짐으로 스트레스를 어떻게 흘려 보낼지 그 방법을 자기 나름대로 찾아야 합니다.

37

무엇이든
적당히 합니다

현대인의 식생활을 보면 영양과다라고 할 수 있습니다. 과다한 영양섭취로 고혈압, 뇌질환, 당뇨병, 심장병, 또는 이를 초래하는 요인인 비만이 되기 쉬운데, 그것은 '적당함'을 잃어버린 탓입니다.

식욕에 굴복해 단것과 기름진 음식을 많이, 배탈이 날 만큼 계속 먹고, 간식까지 먹으면서 위장이 쉴 시간을 주지 않고 있습니다. 자기 식사량의 80퍼센트만 먹는 것이 몸에 좋은 것처럼, 식욕 이외의 다른 욕구도 80퍼센트만 채우는 걸 기준으로 해두면 균형적인 삶을 살 수 있지 않을까요?

그렇게 생각하면 몸의 건강은 마음을 정돈하는 데서부터 시작해야 합니다. 욕구는 끝이 없어서 '이 정도면 된다'

하는 선을 자기 안에 정해두어야 합니다.

'만족할 줄 알아야 한다'는 말도 같은 맥락입니다. 그러나 '만족할 줄 아는 법'을 실제로 실천하기는 어렵다는 사람도 있습니다. 그것은 대부분의 사람이 이미 충분한 것, 즉 자신이 이미 갖고 있는 것에는 눈을 돌리지 않고 아직 가지지 못한 것만 의식하기 때문입니다.

다시 말해 이미 자신이 갖고 있는 것의 가치를 제대로 평가하지 못하는 것입니다. 자신이 가진 것을 제대로 보는 마음을 지니면 '만족을 아는' 감각도 길러집니다.

매사 '적당히' 해보세요. 평범하게 들리지만 심신의 건강에 관련된 깊은 진리를 감추고 있는 말입니다.

매사 '적당히' 해보세요.
자기 식사량의 80퍼센트만 먹는 것이
몸에 좋은 것처럼,
식욕 이외의 다른 욕구도 80퍼센트만 채우면
균형 잡힌 삶을 살 수 있습니다.

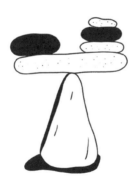

38

젊은이들처럼 스마트폰
메신저를 즐깁니다

고령자에게 치매는 큰 문제입니다. 고령 인구가 증가하면서 치매 환자 수도 늘고 있는데 현재로서는 치매에 대한 획기적인 치료법이나 치료제가 없습니다. 치매의 진행을 늦추는 수단은 있지만 원래 상태로 돌아가는 것은 불가능합니다. 그래서 치매는 고령자에게 두려운 질병입니다.

텔레비전의 건강정보 프로그램이나 주간지에서 치매 예방법과 치매에 걸렸을 때의 대처법을 많이 접할 수 있습니다. 머리를 자주 쓴다, 요리 등의 집안일로 몸을 움직인다, 되도록 많은 사람과 교류하며 대화한다, 많이 걷는다, 가벼운 운동을 한다, 취미를 즐긴다, 많이 웃는다…… 여기에 더해 최근에는 뇌 운동도 각광받고 있습니다.

물론 뇌 운동도 치매 예방에 나름대로 효과가 있다고

생각하지만, 솔직히 재미있거나 신나지는 않습니다. 재미 없으면 지속하기가 힘들고, 무리해서 하면 오히려 스트레스가 될 수 있습니다. 저는 일부러 뇌 운동을 하느니 재미있는 것을 찾아서 그것을 지속하는 것이 치매 예방에 효과적이라고 생각합니다.

영어회화를 배우고, 시조를 짓고, 그림을 그리고, 산에 오르는 게 훨씬 더 재미있습니다. 이런 활동을 위한 모임에 가입해도 좋습니다.

남성이라면 요리교실에 등록해 새로운 요리를 접해보거나 바둑교실에 다니는 것도 재미있을 겁니다. 또는 봉사활동에 정기적으로 참가하는 것도 보람을 느낄 수 있을 겁니다.

재미있는 일, 신나는 일은 기분을 밝게 해줍니다. 뇌과학적으로 보면 즐거울 때는 세로토닌이라는 뇌내 신경전달물질이 많이 분비됩니다. 그리고 세로토닌이 자극이 되어 치매를 막아줍니다. 따라서 즐겁고 삶의 보람을 느끼게 해주는 일을 찾아서 지속하는 것이 최고의 치매 예방법입니다.

참고로, 요즘 저의 즐거움은 스마트폰 메신저로 친구들과 대화하는 것입니다. 아름다운 경치 사진이나 힘을 북돋아주는 동영상을 찾으면 그것을 친구들에게 보내 감상을 듣고 수다를 떱니다. 모바일 메신저는 제 생활에 빼놓을 수 없는 즐거움이 되었습니다.

일전에 제 나이의 절반쯤 되는 연령의 지인이 "저는 메신저 사용법도 잘 모르는데, 백 살이 넘은 분이 메신저를 이렇게 잘 사용하는 것은 본 적이 없어요." 하고 말한 적이 있습니다. 하지만 이런 일에 나이 제한은 없습니다.

나이가 들면 사람과의 교류도 줄어듭니다. 그러면 치매에 걸리기 쉽고, 인생의 즐거움도 줄어들기 마련입니다.

그래서 나이 들수록 다양한 사람과 교류하며 대화를 나누어야 합니다. 그런 점에서 저는 행운입니다. 병원에서 많은 사람을 만나고 있으니까요. 이 나이까지 치매에 걸리지 않고 활동할 수 있는 것은 다양한 사람을 만나고 늘 대화를 나누며 거기서 기쁨과 보람을 느끼기 때문일지 모릅니다.

39

짜증 내면 손해라고
생각합니다

저는 항상 웃는 얼굴로 사람을 대하는데, 그래서인지 "선생님은 화날 때 없으세요?"라는 질문을 받을 때가 있습니다. 물론 크게 화난 적도 없고, 반대로 누가 저에게 화를 낸 적도 거의 없습니다.

　하지만 저도 인간인지라 화가 날 때가 있습니다. 그러나 화나 짜증이 나도 그런 감정은 제게 손해라고 생각해서 바로 기분을 전환하려고 합니다. 화와 짜증은 내버려두면 점점 크게 부풀어서 그 계기를 만든 상대와의 관계도 악화됩니다. 또, 그것이 스트레스가 되어 심신의 건강에도 좋지 않습니다. 인생을 그런 것에 빼앗기기에는 시간이 너무 아깝습니다. 그리고 이런 사고방식은 자연스럽게 습관이 되었습니다.

예전에 진료와 관계된 일로 말도 안 되는 트집을 잡힌 적이 있습니다. 대만에서 오키나와로 오기 직전이었습니다. 한 환자가 장염으로 진료를 받았는데 몇 주 뒤 환자가 심장발작으로 사망했다며 가족이 병원에 항의를 했습니다. 제 실수로 문제가 있는 심장을 방치해 사망했다는 겁니다.

저는 가족에게 장염으로 병원에 온 환자를 진료했을 뿐이라서 심장발작에 대해서는 아무 책임이 없다고 말했습니다. 그리고 얼마 지나지 않아 세 곳의 신문사 기자들이 의료사고 얘기를 들었다며 병원에 찾아왔습니다. 그러더니 이 일이 기사화되기를 원하지 않으면 지금 돈으로 1인당 5백만 원, 총 1천5백만 원을 내라고 협박했습니다.

항의를 한 가족과 기자들은 한통속이었습니다. 사실 당시 대만에서는 의사를 상대로 한 협박사건이 여기저기서 발생하고 있었습니다. 저는 그 더러운 수법에 화가 났고 동시에 순수한 정의감에서 괘씸한 인간들을 조금 혼내주자고 생각했습니다. 그래서 협상에 응하는 척하고 경찰에 신고했습니다. 다음 날 돈을 받으러 온 그들은 미리 연락을 받은 경찰에 체포되었습니다. 그 일이 뉴스에 보도되자

동료 의사들뿐 아니라 멀리 있는, 만난 적 없는 의사들도 "잘했다"며 격려의 전화와 편지를 보내주었습니다.

이처럼 진짜 화를 내야 할 때도 있습니다. 하지만 기본적으로는 화나 짜증을 내는 것은 자신에게 손해라고 생각하며 되도록 그런 일이 없도록 긍정적인 기분으로 전환하는 것이 좋습니다.

기분전환이 쉽게 되지 않는다면 화의 원인이 된 상대 입장에서 생각해보면 어떨까요? 불합리하게 느꼈던 일도 그 사람의 사고방식이나 능력, 또는 그 당시의 상황을 고려하면 일정 부분은 어쩔 수 없다는 것을 알게 되고, 어느 정도 상대를 이해하게 되어 화도 수그러듭니다.

화와 짜증을 내는 것은 자신에게 손해이고 인생의 시간 낭비입니다. 항상 그런 자세를 유념하면 스트레스가 쌓이지 않고 화가 날 때도 자연스럽게 흘려버릴 수 있습니다.

40

앞으로 10년 더 건강하게
살기를 목표로 합니다

앞으로 10년은 더 일을 해서 환자에게 도움이 되고 싶습니다. 이것이 지금 저의 최대 목표입니다. 사실은 10년 전에도 똑같은 목표였고 20년 전에도 똑같은 목표를 세웠었습니다.

10년마다 인생의 전환점이 되는 특별한 날을 만든 것이 아니라 매일을 인생의 전환점으로 만들었습니다. 매일 '오늘부터 10년 더 일해서 사람들에게 도움이 되자'는 생각을 지속적으로 갱신하는 것입니다. '오늘 하루 잘 버텼다, 앞으로 10년도 이렇게 살자'는 생각을 매일 새로 합니다.

"앞으로 10년은 현역으로 일하자."

백 살 넘은 노인이 이렇게 말하는 걸 들으면 누구나 '아무리 그래도 그건 무리 아닐까?'라고 생각할 겁니다. 80세,

90세 때도 "앞으로 10년 버티자"고 말했는데, 직접 내게 말하지는 않았어도 모두 '그건 무리 아냐?' 하는 표정이었습니다.

하지만 제게는 망상이 아니라 현실적인 목표입니다. 101세인 지금 목표는 현실이 되었습니다. 지금까지의 과정을 돌아보면 목표를 갖고 열의를 키우는 것이 자신의 인생을 충실하게 만드는 열쇠란 것을 알았습니다.

'앞으로 10년'을 '앞으로 1년'으로 해서 그걸 반복해도 되지 않느냐는 사람도 있습니다. 그러나 제 목표는 역시 10년입니다. 1년을 버티는 것과 10년을 버티는 것은 마음가짐이 다릅니다. 제가 긍정적이고 적극적인 모습이 되는 것은 역시 '앞으로 10년'을 목표로 했을 때입니다. 마음에 더 와닿고 설레기 때문입니다.

좋은 인생을 살기 위해서는 목표가 필요합니다. 희망을 갖고 긍정적으로 살기 위해서는 자기만의 목표를 세우는 것이 중요합니다.

목표는 구체적인 것이 좋습니다. 예를 들어 영어공부라면 단순히 '회화를 잘하고 싶다'가 아니라 '언제까지 어떤 수준에 도달하고 싶다'라는 목표를 정해야 합니다. 꿈을 갖는 것은 좋지만 꿈으로만 남겨두면 현실에서 쉽게 행동이 따르지 않습니다. 따라서 꿈을 가질 때는 동시에 그 꿈에 다가가기 위한 구체적인 목표를 세워야 합니다. 그리고 목표는 하나가 아니라 여러 개를 세워도 됩니다.

목표는 작은 것이라도 상관없습니다. 작은 목표를 달성하고 다시 다음 목표를 세워 나아가면 처음에는 무리라고 생각한 곳까지 다다를 수 있습니다.

41

계속 새로운 도전을
시도합니다

앞서 말했듯이 요즘 제 생활에서 스마트폰은 없어서는 안 되는 존재입니다. 인터넷 서핑을 하고 메신저로 재미있는 동영상이나 사진을 친구에게 보내고 대화를 즐기기 위해 꼭 필요한 도구입니다.

나이가 들면 신문물에 어둡고 거부반응을 보이는 사람도 적지 않습니다. 그러나 처음부터 거부해버리는 것은 옳지 않은 자세입니다. 저는 컴퓨터와 스마트폰 같은 새롭고 편리한 기기가 인생의 가능성을 넓혀준다고 생각해서 늘 관심을 가지려고 노력합니다. 단순히 유행하니까 따라 하는 것이 아닙니다. 받아들일지 말지는 현실적으로 판단하고 있습니다.

컴퓨터가 보급되기 시작했을 때 '이건 일에도 도움이 된다'고 판단해 컴퓨터 교실에 열심히 다녔습니다. 그때가 딱 70세였는데, 컴퓨터 교실에 나오는 수강생들은 모두 20~40대였습니다.

배워보니 의외로 재미있어서 차츰 어려운 기능도 소화해보고 싶었습니다. 컴퓨터의 다양한 기능을 접할 때마다 '이건 어떻게 사용할까?', '이걸 하려면 어떻게 해야 하지?' 하고 궁금해졌습니다. 그때마다 컴퓨터 교실에 가서 선생님에게 물어보았습니다.

그 덕분에 지금은 업무를 볼 때 컴퓨터가 없으면 안 될 만큼 큰 도움을 받고 있습니다. 환자의 진료 기록을 전부 컴퓨터로 작성하고, 의학 정보를 알고 싶으면 인터넷으로 바로 검색합니다.

새로운 도전은 나이에 상관없이 할 수 있습니다. 예전에 지인으로부터 영어를 잘하고 싶어 미국에서 1년 가까이 홈스테이를 한 80대 중반의 일본인 여성 이야기를 들은 적이 있습니다. 텔레비전에서 방송했다고 하는데 고령이라도 긍정적이고 적극적인 마음만 있으면 도전할 수 있음을 보여주는 사례였습니다.

나이가 들면 흥미를 끄는 것이 있어도 "이 나이에……" 하고 자신을 타이르듯이 포기하는 경우가 많습니다. 물론 젊을 때와 달리 몸도 생각대로 움직일 수 없고 머리도 빨리 돌아가지 않습니다. 할 수 없는 것들이 많아지는 게 사실입니다.

하지만 몸이 쇠약해 능력이 떨어지는 것과 전혀 할 수 없게 되어버린 것은 엄연히 다릅니다. 나이가 들어 능력이 떨어지는 것뿐이라면 도전하고 싶은 것이 있을 때 포기할 필요가 없습니다.

새로운 것에 도전하는 기쁨은 자신이 변할 수 있다는 기쁨으로 이어집니다. 그렇게 찾아온 변화는 미지의 가능성을 여는 계기가 됩니다. 긍정적이고 적극적인 마음을 잃지 않는 한 죽기 전까지 얼마든지 새로운 도전을 지속할 수 있습니다.

42

할 수 없는 것보다
할 수 있는 것에 주목합니다

"나이가 들면 할 수 없는 일이 늘어나서 매사에 소극적이 되는 경향이 있습니다. 할 수 없는 일이 늘어나는 것에 대 해서는 어떻게 받아들여야 할까요?"

취재차 저를 찾아온 기자가 물었습니다. 그때 깨달았는 데, 저는 제가 할 수 없는 일에 대해서 특별히 한탄하지 않 고 살고 있었습니다. 할 수 없는 일이 생기면 자연스럽게 받아들이고 특별히 의식하지 않습니다.

물론 나이가 들면 생각대로 몸이 움직이지 않아서 불편 하게 느껴지는 때도 있습니다. 하지만 그것으로 나이 드는 것이 무조건 나쁘다고는 생각하지 않습니다. 제가 할 수 없는 것보다 할 수 있는 것을 의식하기 때문입니다. 진료 실에서 환자를 만나고, 맛있는 식사를 하고, 산책을 하고, 스마트폰의 메신저로 친구들과 대화하는 것 모두 제가 할 수 있는 것들입니다.

제 일상은 전부 제가 할 수 있는 일로 이루어져 있습니다. 그래서 할 수 있는 일을 하고 있다는 감각에만 집중할 뿐, 자유롭지 않다거나 불편하다는 생각은 없습니다. 오히려 즐겁고 충실감을 느낍니다.

목마른 사람 앞에 물이 절반 담긴 컵을 내밀면 "물이 절반이나 담겨 있다니 감사하다"고 긍정적으로 느끼는 사람이 있고 "절반밖에 없다"고 비관적으로 느끼는 사람이 있다고 합니다.

절반도 감사하게 느끼는 사람은 매사 긍정적으로 인식하고 적극적으로 사는 사람이고, 절반뿐이라고 느끼는 사람은 매사를 부정적으로 인식하는 소극적인 사람입니다. 제 경우는 전자로, 매사 긍정적인 타입입니다. 그런 성격이 할 수 없는 것보다 할 수 있는 것에 집중하게 만든다고 생각합니다.

일이든 사람이든 모든 것에는 긍정적인 면과 부정적인 면이 있습니다. 물론 경우에 따라서는 부정적인 면을 정확히 봐야 할 때도 있지만 그 외에는 가능한 한 긍정적인 부분에 주목해야 합니다. 이런 습관과 경험을 쌓는 것이 나이에 상관없이 매일을 즐겁게 보내는 비결입니다.

43

다만 죽기 전까지
살 뿐이라고 생각합니다

인간은 많은 불안을 안고 살아갑니다. 그중 가장 큰 것이 '죽음'에 대한 불안이 아닐까요?

죽음에 대해서는 동서고금의 과학자, 종교인, 철학자 등 여러 전문가가 연구 대상으로 다뤘지만, 누구 하나 명확히 죽음에 대해 말할 수 있는 사람은 없었습니다. 살아 있는 동안은 죽음을 경험할 수 없기 때문이지요. 경험할 수 없는 것에 대해서는 이리저리 상상하는 수밖에 없습니다. 그렇기 때문에 더욱 죽음을 무섭게 느끼는 것일지 모릅니다.

저는 의사 입장에서 많은 사람의 죽음을 봐왔습니다. 그러나 아무리 많은 죽음을 지켜봤어도 죽음이 어떤 것인지 모릅니다. 단지 죽음이 생명을 가진 존재의 숙명이고 지극히 자연스러운 현상인 것만은 확실합니다. 본래 자연스러운 현상인데 거기에 불안과 두려움을 느끼는 것은 지상의 생물 가운데 인간이 유일한 것 같습니다. 아마 인간이 상상력을 갖고 있기 때문일 겁니다.

그러나 죽음은 모든 인간이 경험하는 현실일 뿐입니다. 그렇게 생각하기에 저는 죽음이 무섭지 않습니다. 죽음에 대해 질문한 취재 기자에게 "죽음에 대한 공포는 없어요." 하고 대답하자 그는 "정말요? 말씀을 그렇게 하셔도 조금은 불안하지 않으세요?" 하고 되물어왔습니다.

그러나 진심으로 죽음은 두렵지 않습니다. 당연한 말이지만, 살아 있는 동안에는 죽음은 존재하지 않습니다. 그래서 죽기 전까지 살 뿐입니다. 그게 전부입니다.

희망과 보람을 갖고 매일 최선을 다해서 삽니다. 그 끝에 죽음이 있지만, 저에게 중요한 것은 매일이라는 시간을 충실히 보내는 것입니다. 매일 최선을 다해서 살면 갑자기 죽음이 찾아와도 후회는 없을 겁니다.

○

죽음은 두렵지 않습니다. 당연한 말이지만,
살아 있는 동안에는 죽음은 존재하지 않기 때문입니다.
그저 죽기 전까지 살 뿐입니다.

그게 전부입니다.

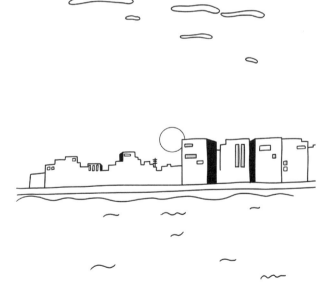

44

맡은 일에
최선을 다합니다

저를 처음 만난 사람은 이런 질문을 자주 합니다.

"어떻게 백 살이 넘어서도 현역으로 일하실 수 있나요?"

그 질문에 대한 제 대답은 똑같습니다.

"죽기 전까지 사람들에게 도움이 되고 싶습니다. 의사로서 한 사람이라도 더 많은 환자의 고민을 풀어주고 싶습니다. 그런 마음으로 열심히 일해온 것뿐입니다."

한편, 예전에 두 번의 큰 병으로 죽음의 늪을 헤매다가 목숨을 구한 것도 눈에 보이지 않는 힘이 살려준 것 같습니다. 그 경험으로 저라는 존재를 초월한, 큰 생명에 대해 감사하는 마음을 더욱 강하게 품게 되었고, 그 뒤 세상에 은혜를 갚고 싶다는 생각을 하게 되었습니다. 또한 의사셨던 아버지가 환자를 위해 헌신적으로 일하는 모습을 보며 어린 마음에 '나도 저렇게 되고 싶다'고 느꼈던 것이 누군가에게 도움을 주는 삶을 살고 싶다는 생각으로 이어진 것 같습니다.

신출내기 의사 시절, 선배 한 분이 "의사이기 전에 인간이 되어야 한다"라고 말씀한 적이 있습니다. 의사가 환자를 치료한다는, 마치 환자 위에 의사가 있다는 의식을 버리고 같은 고통과 아픔을 가진 한 인간으로서 환자와 마주해야 한다고 조언해주었습니다.

선배는 환자 입장에서 같은 눈높이를 갖는 것, 다시 말해 환자가 병에 대해 어떤 불안과 고민을 갖고 고통을 느끼는지, 무엇을 해주기 바라는지, 환자의 기분을 상상하면서 치료하는 것이 의사의 사명임을 알려주고 싶었을 겁니다.

그 뒤로 저는 늘 선배의 말을 음미하며 순수한 마음으로 환자를 대했습니다. 환자의 몸뿐 아니라 마음도 의식하면서 치료를 위해 함께 달렸습니다. 그것이 의사의 본래 모습입니다. '의술은 인술'(仁術)이기 때문입니다.

환자의 병이 쉽게 낫지 않거나 고통스러운 증상이 사라지지 않을 때도 있습니다. 생각대로 호전되지 않는 상황에 환자가 포기하는 경우가 생기기도 합니다. 그러면 "포기해선 안 됩니다. 같이 노력합시다." 하고 격려하는데, 어느 순간을 급속히 회복되어 치료가 되기도 합니다. 그런 때 환자로부터 "정말 감사합니다"라는 말을 듣는 것보다 더 기쁜 일은 없습니다. 감사의 말을 들으면 내 일처럼 기쁜 동시에 '더 최선을 다하자'는 기분이 듭니다.

보통 의사와 환자의 관계에서는 환자가 의사에게 감사 인사를 하는 경우는 있어도 그 반대는 거의 없습니다. 그러나 저는 모든 환자에게 감사하는 마음을 갖고 있습니다.

사람에게는 각자 주어진 역할과 사명이 있다고 생각하는데, 제가 의사라는 직업을 갖게 된 것은 환자들이 존재하기 때문입니다. 그들이 오히려 의사인 저를 살리는 것입니다. 그러니 감사하는 것이 당연합니다.

어떤 사람에게든 역할이 있습니다. 한 사람의 역할, 그 사람이 맡은 일 모두 이 세상에 없어서는 안 됩니다. 사람은 저마다 이 사회에서 역할을 갖고 사회 전체를 유지시키고 있습니다.

일은 금전적 보수를 위해서만 하는 것이 아닙니다. 당연히 집안일도 일이고 거리를 청소하는 봉사도 일입니다. 현역에서 물러나 아무 일도 하지 않는 것처럼 보이는 사람도 누군가의 아버지고 할머니고 남편이고 아내고 친구인 것처럼, 누구든 어떤 역할을 갖고 있어서 그 사람이 아니면 할 수 없는 일을 하고 있습니다. 그것이 일입니다.

그럼 몸을 움직이지 못해 누워 지내는 노인은 어떨까요? 몸은 자유롭지 않지만 돌봐주는 사람에게 '고맙다'는 감사의 마음은 전할 수 있습니다. 그게 그 사람의 역할이지요. '고맙다'는 마음을 갖고 직접 말로 표현하면 상대는 자신이 누군가에게 도움이 된다는 보람을 느낄 수 있을 겁니다. 이렇게 활동을 못하고 누워 지내도 사회와 접점을 갖고 사회를 유지하는 역할을 하고 있는 겁니다.

각각의 역할에 크고 작음은 없습니다. 스스로 이 세상에서 어떤 역할을 하고 있습니다. 어떤 사명이 주어졌는지 다시 한번 자신을 돌아보세요. 그런 관점을 가지면 삶의 보람과 기쁨을 재발견할 수 있습니다.

45

최선을 다한 뒤 나머지는
하늘에 맡깁니다

살다 보면 누구나 여러 가지 문제에 부딪힙니다. 그중에는 자신의 힘으로 극복할 수 있을까 걱정되는 어려운 일도 있습니다. 그런 때는 어떻게 해야 할까요? 자신이 할 수 있는 일에 최선을 다하고 나머지는 하늘에 맡겨야 합니다. 저는 항상 그렇게 해왔습니다.

인생의 벽에 부딪혔을 때 냉정함을 잃으면 바르게 생각하고 행동할 수 없습니다. 그렇게 되면 어떻게 해야 좋을지, 어디서부터 손을 써야 할지 알 수 없게 됩니다. 자신이 할 수 있는 일과 할 수 없는 일을 구별하지 못해서 할 수 없는 일까지 무리하다 보면 '이제 끝장이다' 하고 포기해버리는 경우에 이르게 될 겁니다.

저도 지금까지 많은 문제에 부딪혔는데 그때마다 최고

의 생각과 행동을 취했던 것은 아닙니다. 조금은 불안하고 미덥지 못한 면도 있었습니다.

그래도 일이 좋은 방향으로 흘러갈 수 있었던 것은 자신의 능력 이상으로 무리하지 않고 자연의 흐름에 몸을 맡긴다는 자세가 있었기 때문입니다.

두 번의 큰 병을 경험했을 때도 그랬습니다. 어쩌면 죽을지 모르는 상태에서 어떻게 하면 살 수 있을까, 그렇게 하려면 어떤 치료를 선택해야 할까, 어떻게 몸을 조리해야 할까 하고 고민한 뒤 최선의 선택을 하고 실천에 옮겼습니다. 그리고 나머지는 하늘에 맡겼습니다.

꼭 낫고 싶었지만 혹시 죽을지도 모른다는 생각도 했습니다. 다만 최선을 다하면 어떤 운명이 될지는 하늘이 정할 거라고 각오했기에 투병 생활을 평온한 마음으로 보낼 수 있었습니다.

어려운 일이 생겨도 낙심하지 않고 자신이 할 수 있는 일을 합시다. 최선을 다하고 나머지는 하늘에 맡깁시다. 그런 자세를 가지면 분명 길은 언제나 열려 있을 겁니다.

천천히, 그러나 꾸준히
120세 인생을 준비해보세요.

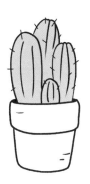

은퇴를 모르는 장수 의사의 45가지 건강 습관

나는 101세, 현역 의사입니다

제1판 1쇄 발행 │ 2021년 8월 25일
제1판 9쇄 발행 │ 2023년 3월 2일

지은이 │ 다나카 요시오
옮긴이 │ 홍성민
펴낸이 │ 오형규
펴낸곳 │ 한국경제신문 한경BP
책임편집 │ 김정희
교정교열 │ 김기남
본문 일러스트 │ 우화백
저작권 │ 백상아
홍보 │ 이여진 · 박도현 · 정은주
마케팅 │ 김규형 · 정우연
디자인 │ 지소영

주소 │ 서울특별시 중구 청파로 463
기획출판팀 │ 02-3604-590, 584
영업마케팅팀 │ 02-3604-595, 562   FAX │ 02-3604-599
H │ http://bp.hankyung.com   E │ bp@hankyung.com
F │ www.facebook.com/hankyungbp
등록 │ 제 2-315(1967. 5. 15)

ISBN 978-89-475-4741-3   03510